Schamlose Neugier

Astrid Seeberger

SCHAMLOSE NEUGIER

Von der Kunst des heilsamen Gesprächs

Übertragung aus dem Schwedischen von
Christel und Gerhard Eikenbusch

INTEGRAL

Die schwedische Originalausgabe erschien 2010 unter dem Titel
»Den skamlösa nyfikenheten« im Svante Weyler Bokförlag AB,
Stockholm, Schweden.

Verlagsgruppe Random House FSC-DEU-0100
Das für dieses Buch verwendete FSC®-zertifizierte Papier
EOS liefert Salzer Papier, St. Pölten, Austria.

Integral Verlag
Integral ist ein Verlag der Verlagsgruppe Random House GmbH.

ISBN 978-3-7787-9233-9

Erste Auflage 2012

Umschlaggestaltung: Guter Punkt, München, unter Verwendung einer
Fotografie von © emely photography
Gesetzt aus der Goudy Oldstyle Std bei
EDV-Fotosatz Huber/Verlagsservice G. Pfeifer, Germering
Druck und Bindung: CPI Moravia Books, Pohořelice

Für Lech

»Glaubst du das wirklich?«, fragte er.
»Dass Bücher unserem Leben Sinn geben?«
»Ja«, sagte ich. »Ein Buch sollte eine Axt sein,
die das gefrorene Meer in uns aufbricht.
Was sollte es sonst sein?«

J. M. Coetzee, *Sommer des Lebens*

Vorwort

»Das Leben ist ein gefährliches Abenteuer«

Wie stellt man ein Buch vor, das so merkwürdig ist wie dieses hier? Es wurde von einer Ärztin verfasst. Jeder von uns, der schon einmal über Sterblichkeit nachgedacht hat, möchte natürlich wissen, wie Ärzte denken.

»Typisch Astrid«, hörte ich einen Assistenzarzt sagen, als die Oberärztin sich den Rollstuhl nahm und mit dem todkranken Patienten durch die Krankenhauskorridore eilte. Ein Wettlauf mit der Zeit. Sie wollte nicht auf den zuständigen Krankenpfleger warten, es war zu eilig.

Astrid Seeberger ist Oberärztin am Karolinska Universitätskrankenhaus in Huddinge, einem Vorort von Stockholm. Sie ist Nierenspezialistin mit einer beeindruckenden Reihe wissenschaftlicher Leistungen. Doch jetzt schob sie, so schnell sie nur konnte, mit flatterndem Arztkittel den Rollstuhl durch den Krankenhauskorridor. Wir haben mindestens sechs kostbare Stunden gespart, stellte sie später fest.

Ich war nicht dabei, als das passierte – sondern ich habe diese Szene in einer beeindruckenden Radiodokumentation gehört, die Susanne Björkman vor einigen Jahren über den Alltag in einem großen Krankenhaus machte. Sie begleitete Astrid Seeberger bei Treffen mit Patienten und Personal, vermutlich tage-, ja wochenlang. Die Dokumentation hatte den Titel: »Heilen, lindern, trösten«. Seit der Antike ist das die Aufgabe des Arztes. Und immer öfter kann er diese Aufgaben nicht erfüllen, weil es an Geld, Zeit, Personal oder anderem fehlt. Denn so ist es eben. Aber in dieser Radiodokumentation gab es noch etwas anderes. Aus dem Radio strömte eine deutlich wahrnehmbare Wärme.

Dieses Buch ist vieles in einem: ein Gedankenbuch. Und Erinnerungen einer Ärztin an Patienten, die zu Schilderungen von originellen, überrumpelnden und herzzerreißenden Menschenschicksalen wachsen. Man erfährt, was Nierenversagen bedeutet, was für einen entsetzlichen Durst man davon bekommen kann und was für eine Angst. Und was körperlich geschieht, wenn die Nieren versagen und der Lebensmut schwindet.

Man erfährt aber auch, wie der Verlauf einer Krankheit auf wundersame Weise eine Wendung zum Besseren nehmen kann.

Das Buch ist zudem ein Essay über die Kunst des guten Gesprächs. Astrid Seeberger ist sich sicher, dass Gespräche Leben schenken. Wörter helfen, Wege ins Innere und nach außen zu finden. Das Gespräch ist ein unerlässlicher Teil des Heilungsprozesses. So war es früher: Der Arzt musste dem Patienten zuhören, um eine Diagnose stellen zu können. Heutzutage gibt es moderne Apparate und hoch entwickelte Messinstrumente, die das weitgehend übernehmen.

Astrid Seeberger ist jedoch der festen Überzeugung, dass das Gespräch immer noch notwendig ist, um jemanden heilen zu können.

Sie ist keine Romantikerin, sondern eine moderne Ärztin. Sie wendet alle technischen Möglichkeiten an, die ihr zur Verfügung stehen. Aber sie zeigt auch, dass das Gespräch, das richtige Wort im richtigen Augenblick, eine Lebenslust wecken kann, die die Voraussetzung dafür sein kann, dass der menschliche Organismus sich dem Überleben zuwendet. Alles hängt zusammen. Das gute Gespräch ist lebensnotwendig. Genauso wie die Berührung. Eine Handfläche auf der Haut. Und die Antwort des Körpers. Berührungen sind auch ein Teil des Gesprächs.

Das Buch ist eine *Ars vivendi*, ein Handbuch der Lebenskunst. Es ist auch die Geschichte eines deutschen Mädchens, das sich sehr jung allein auf den Weg nach Schweden machte und den Vorsatz hatte, eines Tages Schriftstellerin zu werden. Doch sie wurde Ärztin. Gewisse Menschen – ich habe einige von ihnen getroffen – schreiben jeden Tag. Nicht weil sie Schriftsteller werden wollen. Sondern weil das Schreiben für sie eine Methode ist, die Welt sensibel wahrzunehmen. Astrid Seeberger scheint ein solcher Mensch zu sein.

Und eine, die ihr ganzes Leben gelesen hat: Philosophie, Geschichte, Romane, Poesie. Czesław Miłosz, Wisława Szymborska, Joseph Conrad, Joseph Brodsky, Herta Müller, Goethe. Sie lässt in ihrem Buch Göran Tunström, Erland Josephson und Kerstin Ekman zu Wort kommen. Stellen

Sie sich vor, schreibt sie, dass Sie an einem grauen Morgen in der S-Bahn sitzen, versunken in P.O. Enquists Schilderung der Liebestreffen eines Leibarztes mit einer jungen dänischen Königin. Was für ein hinreißender Beginn eines langen Arbeitstages, und nicht nur für einen Arzt. Lest dieses Buch, Politiker, Kultusminister, Chefärzte und Geschäftsführer!

Nicht nur, um sich von den Rendezvous in Per Olov Enquists Roman *Der Besuch des Leibarztes* anregen zu lassen, gern auch das, sondern vor allem, um zu erfahren, dass das gute Gespräch, Literatur und Liebe zusammengehören. Denn genau das tut dieses Buch. Astrid Seeberger unterrichtet zukünftige Ärzte über ihren medizinischen Fachbereich, aber auch über die Kunst des Heilens und die Kunst des Gesprächs.

Dass das Gespräch eine Kunst ist, lernte sie – wie sie im Buch erzählt – von ihrem Großvater in der DDR, einem Bücherleser, Frauenhelden und Mitglied einer Kolchose. Man muss schamlos neugierig sein, sagte Großvater. Vom Vater, dem buckligen Schachtelmacher, lernte sie die Lebensfreude und die Liebe zur Musik. Im Buch lernen wir auch den bemerkenswerten Lech kennen, ihren Geliebten, mit dem sie sich austauschen kann und von dem sie umarmt wird. Das hätte eine dicke Autobiografie werden können, Stoff dazu gibt es genug.

Stattdessen wurde es ein konzentriertes Essay über das Leben. Über die Kunst. Über Sinnlichkeit, Betrug und Schmerz. Vor allem aber über die Liebe. Man wird, falls man es vergessen hat, daran erinnert, dass das Leben ein gefährliches Abenteuer ist. Das jeden Morgen aufs Neue beginnt, wenn man die Augen wieder öffnen darf. Geschrieben wurde dieses Buch von einer Ärztin, die im wahrsten Sinne des Wortes eine Erzählerin ist.

Agneta Pleijel

Die Geschichte vom Lord

Der Lord starb am 5. Mai 2006 um 14:32 Uhr im Karolinska Universitätskrankenhaus in Stockholm. So steht es auf dem Totenschein. Aber eigentlich weiß niemand, wann genau er starb, denn als Schwester Anki mich rief, war sein Körper schon kalt. Es ist seltsam, wie schnell ein Mensch kalt wird.

Ich sollte ihn für tot erklären. Denn erst, wenn der Arzt einen Menschen für tot erklärt, ist er »wirklich« tot. Früher sollte ich einmal einen Mann für tot erklären, der sich den Kopf weggeschossen hatte. Es war leicht zu sehen, dass er tot war, aber gleichzeitig war es auch sehr schwer für mich.

Der Lord lag in seinem Bett. Ein kleiner, magerer Körper, wie der eines Kindes. Das eine Auge stand offen, das andere war zusammengekniffen. Das Auge, das offen stand, war blau. Ich konnte es kaum ertragen, es zu sehen. Bei meinem Vater stand auch ein Auge offen, als er gestorben war.

Wenn ich noch den Glauben meiner Kindheit gehabt hätte, hätte ich gesagt: Gott, nimm den Lord in deine Arme. Ich sagte es nicht. Ich sagte auch nicht: Warum lässt Du einen Menschen einsam sterben, mitten im schönsten Frühling? Stattdessen setzte ich mich auf einen Hocker neben das Bett des Lords. So wie die Toten sich daran gewöhnen müssen, tot zu sein, so müssen sich die Lebenden daran gewöhnen, dass jemand nicht mehr am Leben ist. Ich bin Ärztin. Ich habe viele Menschen sterben sehen. Aber ich begreife es nie.

Bei der Beerdigung meines Vaters habe ich ein Gedicht von Werner Aspenström vorgelesen:

Wir hatten gehört: als würde man eine Kerze
  ausblasen.
Wir hatten gelesen: »Ist still eingeschlafen«.
Es ähnelte etwas anderem, einem Insekt,
das sich mühsam aus einem Kokon arbeitete

und unsichtbar durch das Krankenhausfenster
  verschwand,
fort von dem wie von Erstaunen starren Körper.
Über die Seele weiß ich nicht mehr als das.
Vielleicht sind wir Funken, die sich verirrt haben.

Während ich das Gedicht vorlas, sah ich die ganze Zeit Vaters Auge vor mir, das Auge, das offen stand, als er starb. Und selbst heute bin ich mir immer noch nicht sicher: Wie sah er aus? Voller Schrecken oder erstaunt?

~

Die Mutter des Lords war Verkäuferin in einem Blumengeschäft. Sie war besessen von der Schönheit: der Schönheit der Blumen, der Schönheit der Kleider, der Schönheit der

Menschen. Und sie selbst war schön. Das fand auch ein Mann, der ihre Leidenschaft für das Schöne teilte. Das Ergebnis der gemeinsamen Leidenschaft wurde ein Kind, ein kleiner Junge. Sie tauften ihn Karl Johan – und dachten dabei an den König Karl Johan und nicht an die Karl-Johan-Pilze. Aber eigentlich rief ihn nur seine Mutter so, alle anderen nannten ihn »den Lord«.

Vielleicht weil er so schlank war und fein aussah. Ein Knabe mit hellen Locken, wie einer Sage entstiegen, aber nicht gerade ein helles Köpfchen. Als er in die Schule kam, saß er krumm und verzweifelt auf seiner Bank. Die Multiplikationstabellen waren schlimmer als Hieroglyphen. Und richtig zu buchstabieren war nicht seine Sache. Seine Zukunftsaussichten waren, gelinde gesagt, düster. Bis seine Mutter eines Tages ein Bild in der Zeitung sah: Ein bekannter Balletttänzer durfte dem König die Hand schütteln. Und mit einem Schlag wurde ihr klar: Das war etwas für ihren Sohn. Denn wenn es etwas gab, das er gut konnte, war es, sich anmutig zu bewegen.

Der Lord durfte in der Ballettschule anfangen. Und es machte ihm Spaß, denn die anderen Jungen waren auch so schmächtig wie er. Er lernte alles mit Leichtigkeit, jede Bewegung, *Arabesque* und *Echappé*. Und als die Eleven ihre erste Vorstellung gaben, durfte er allein über die Bühne wirbeln, als Eichhörnchen mit einem großen, selbst genähten Schwanz. Als das Publikum applaudierte, war er glücklich, zum ersten Mal richtig glücklich. Denn nun wusste er: Tanzen war sein Leben.

Er wurde Balletttänzer und tanzte in mittelmäßigen Kompanien, sogar im Ausland. Aber er wurde nie der Große, niemals der, der dem König die Hand geben durfte. Er wurde zwar gesehen, aber zog die Blicke nicht auf sich.

Eines Tages, auf einer Tournee, geschah das Schlimme. Er sollte in Düsseldorf tanzen, aber als er seine Balletthose anziehen wollte, schaffte er es nicht. Er war so müde, todmüde, dass man ihn ins Krankenhaus bringen musste. Dort stellte man fest, dass er eine gefährliche Nierenentzündung hatte. Die Behandlung würde langwierig werden, Zytostatika und Kortison mindestens ein Jahr lang, um seine Nierenfunktion zu retten. Es bestand kaum eine Chance, während dieser Zeit tanzen zu können. Vielleicht überhaupt nie mehr, wenn seine Nieren nicht wieder funktionieren würden.

Er zog wieder nach Stockholm und kam in meine Sprechstunde. Das erste Mal, als ich ihn traf, trug er einen grandiosen Umhang. Er setzte sich mir gegenüber, sah mich aber nicht an. Er schaute mit weit aufgerissenen Augen auf etwas anderes, etwas in weiter Ferne. Ich musste an ein Bild von Moses aus einem meiner Kinderbücher denken: Moses, der mit weit aufgerissenen Augen auf den Busch starrte, der brannte, ohne jemals zu verbrennen.

Der Lord antwortete einsilbig auf meine Fragen. Wie es ihm gehe?

Er sei Tänzer, antwortete er. Einem Tänzer gehe es nicht gut, wenn er nicht tanzen kann. Für einen Tänzer gebe es kein Leben ohne Tanz.

»Haben Sie Familie?«, fragte ich.

Nein, antwortete er schnell, er habe überhaupt nichts: keine Familie, keine Religion, keine Parteizugehörigkeit. Rein gar nichts.

Da entfuhr es mir: »Nicht einmal Hoffnung?«

Es war das einzige Mal, dass sich unsere Blicke trafen. Seine Augen waren klarblau. Und er sagte deutlich: »Die Hoffnung ist das Letzte, was den Menschen verlässt.« Dann schaute er wieder auf etwas weit in der Ferne.

Trotz aller Behandlungen verschlechterte sich seine Nierenfunktion. Ich traf ihn mindestens einmal im Monat in der Sprechstunde. Manchmal blieb er weg. Er habe keine Zeit, sagte er, wenn ich ihn anrief. Wenn er kam, wirkte er niedergeschlagen. Aber er widersprach: Er sei nicht depri-miert. Oft machte er uns Vorwürfe: Was machen die Ärzte eigentlich? Stopfen die Patienten mit Medikamenten voll! Aber können sie sie auch retten?

»Wir versuchen es«, sagte ich.

»Versuchen!«, rief er. »Sie haben keine Ahnung. Haben Sie schon auf einer Ballettbühne gestanden? Haben Sie schon einmal die Schwerelosigkeit erlebt? Das ist Gnade!«

Das war das einzige Mal, dass ich den Lord ein religiöses Wort benutzen hörte. Er war niemand, der betete, zu niemandem. Er bat um nichts, weder Gott noch die Menschen. Und ich, was konnte ich tun? Ihm Medikamente geben, Gespräche mit ihm führen – sofern man unseren Wortwechsel ein Gespräch nennen konnte. Und ihm jedes Mal zeigen, dass ich ihn verstehen wollte.

So näherte sich der Zeitpunkt, dass der Lord Dialysebehandlung benötigte, um zu überleben. Er hatte Zweifel, ob er überhaupt weiter leben wollte. Schon zwei Jahre waren seit der Diagnose vergangen. Seitdem war er krank. Aber vielleicht gäbe es ja doch die Chance einer Nierentransplantation für ihn, sagte ich. Wenn er eine neue Niere bekäme, würde er vielleicht sogar wieder tanzen können.

Wenn man eine Blutwäsche durchführt – und das war die einzige Dialyseform, auf die der Lord sich einlassen wollte, eine Methode, bei der das Blut in einem Dialysegerät gereinigt wird –, muss man einen Gefäßzugang haben, eine sogenannte arteriovenöse Fistel. Man legt eine Fistel ungefähr zwei Monate vor dem geplanten Beginn der Dialysebehandlung an. Es ist eine kleine Operation, bei der man eine Verbindung herstellt zwischen einer großen Armarterie, die vom Herzen kommt, und einer großen Vene, die zurück zum Herzen geht. Da geht ein Teil des Blutes aus der Arterie direkt über in die Vene, ohne die vielen kleineren Blutgefäße zu passieren. Nach einigen Wochen ist die Vene dick und stark und gut mit Blut versorgt. Dann kann man die Dialysenadeln in sie einführen, eine, die das Blut zum Dialysegerät hinführt, und eine, die das Blut zurückleitet.

Ich buchte einen Termin für die Operation. Der Lord sagte ihn ab mit der Begründung, er habe sich erkältet. Ich setzte einen neuen Termin an, den er vergaß. Wir schafften es einfach nicht, bei ihm rechtzeitig eine Fistel anzulegen. Sein Zustand verschlimmerte sich, sodass wir akut mit der

Dialyse beginnen mussten. Wenn man keine Fistel hat, muss man einen Dialysekatheter, einen Plastikschlauch, in eine große Leistenvene einführen, in der ausreichend viel Blut fließt.

Als ich zur Dialyseabteilung kam, lag er in einem Bett. Sein Körper war mit einem grünen Operationstuch bedeckt. Nur der Kopf und eine Leiste waren zu sehen. Eigentlich sah man nur seine weit aufgerissenen Augen, das Augenweiß in ihnen war enorm.

Er hatte Beruhigungsmittel bekommen. Die wirkten nicht, sagte er. Verdammt noch mal, könne er nicht mehr bekommen?

Haben Sie Geduld, sagte ich. Dann erklärte ich, was geschehen würde. Dass ich zuerst seine Leiste betäuben würde. Er würde nur einen kleinen Stich spüren, dann würde es nicht mehr wehtun. Keine Schmerzen, keine Plagen. Dafür würde ich sorgen. Vielleicht war die Wirkung des Beruhigungsmittels jetzt eingetreten, oder waren es die Worte. Er begnügte sich mit der Dosis, die er bekommen hatte. Und ich konnte beginnen.

Als ich zur Betäubung die Nadel in die Leiste stach, schwieg er. Ich betäubte sorgfältig, auch in der Tiefe, wo die Vene lag. Dann blieb ich am Bett stehen und wartete – es dauert immer eine Weile, bis das Betäubungsmittel wirkt – und sah kleine zitternde Schweißperlen um seine Oberlippe und auf seiner Stirn. Und ich sah die Augen des Lords: Das Augenweiß war im Begriff, von bodenlosen schwarzen Pupillen verschlungen zu werden.

Ein Jahr nach Dialysebeginn bekam er eine Nierentransplantation. Doch es stellten sich Komplikationen ein: Sein Körper versuchte, die neue Niere abzustoßen. Er bekam Infektionen und landete immer wieder im Krankenhaus. Die neue Niere kam nie richtig in Gang, sie funktionierte nur mittelmäßig, aber doch gut genug, sodass dem Lord die Dialyse erspart blieb.

In den ersten beiden Jahren wurde er von den Transplantationschirurgen betreut. Dann kam er wieder in meine Sprechstunde. Wenn er überhaupt kam. Oft blieb er einfach weg. Und wenn er kam, war er immer in Eile. Es ist, wie es ist, sagte er. Schluss mit dem Tanzen! Nichts, worüber man Worte verlieren sollte! Wenn ich ihn fragte, ob er deprimiert sei, antwortete er entschieden »nein!«. Wenn nur nicht seine Augen so weit aufgerissen gewesen wären.

Drei Jahre nach der Transplantation war er auf einmal wie vom Boden verschluckt. Er meldete sich nicht am Telefon. Sein Anschluss war gekündigt. Die Briefe an ihn kamen zurück: Empfänger unbekannt. Niemand wusste, wo er sich befand.

~

Es geschah während eines Mittagessens sechs Jahre später. Ich hörte einem Kollegen zu, der von Bienenköniginnen erzählte: dass man sie hindern kann, wenn sie von einer unwiderstehlichen Lust gepackt werden wegzufliegen. Man beschneidet ihnen einfach die Flügel. Gerade in diesem

Augenblick schrillte mein Pieper. Es war der diensthabende Arzt der Notaufnahme. Er wollte mich darüber informieren, dass Karl Johan S. eingeliefert worden sei. Es dauerte eine Weile, bis ich begriff, dass er vom Lord redete.

Ich erkannte ihn nicht wieder. Es war ein Menschenrest, der da lag, ein hautüberzogenes Gerippe. Die Augen waren eingefallen. Das Haar war grau und strähnig, auch der schüttere Bart, in dem etwas klebte, vielleicht alte Reste von Erbrochenem. Und er roch übel. Man konnte es kaum aushalten. Wie konnte ein Mann, der immer so gut geduftet hatte, als hätte er gerade ein Bad genommen, plötzlich wie eine Kloake stinken?

Ich tat etwas, das ich bei ihm noch nie zuvor getan hatte: Ich legte meine Hand auf seine Hand. Und er reagierte. Er zog seine Hand augenblicklich weg.

»Was wollen Sie?«, fragte er.

Ich konnte nicht sagen: Dass er nicht so aussehen sollte. Dass er nicht so riechen sollte. Dass keine Krankheit auf der ganzen Welt die Macht haben sollte, alles Feine von einem Menschen abzunagen und nur das Erbärmliche zurückzulassen. Ich bin Ärztin. Ärzte sagen: »Ich will Ihnen helfen.«

»Danke«, antwortete er, »aber Hilfe kann bei mir nichts mehr ausrichten.«

Es war schwer herauszufinden, was passiert war. Er war im Ausland gewesen, aber wo genau er gewesen war und was er gemacht hatte, wollte er nicht sagen. Vor einigen Monaten war er wieder nach Stockholm zurückgekommen, in eine Einzimmerwohnung in Högdalen. Die Nachbarn sahen ihn manchmal. Dann sahen sie ihn nicht mehr. Als sie einen üblen Geruch aus der Wohnung bemerkten, alarmierten sie die Polizei. Diese brach die Wohnung auf und fand den Lord. Er lag in seinem Bett, mit geschlossenen Augen, noch am Leben, aber furchtbar abgemagert und furchtbar schmutzig.

Ich sorgte dafür, dass er in unsere Abteilung verlegt wurde. Sein Nierentransplantat funktionierte kaum mehr. Er weigerte sich, dialysiert zu werden. Er weigerte sich zu essen. Er verweigerte alles. Ein Psychiater diagnostizierte eine schwere Depression.

Es wurde eine Zwangseinweisung angeordnet, die es ermöglichte, ihn gegen seinen Willen zu dialysieren. Man sorgte dafür, dass er Infusionslösungen und Antidepressiva bekam und alle anderen Medikamente, die ein Nierenpatient einnehmen muss. Doch sein Zustand besserte sich nicht. Vielleicht lag das daran, weil es ihm an Lebenswillen mangelte. Er lag nur in seinem Bett, stumm und verschlossen, und ließ uns gewähren. Und er bekam Druckwunden vom Liegen, große schmerzhafte Wunden, die sich ausbreiteten und entzündeten.

Eines Abends, als ich Dienst hatte, saß ich an seinem Bett. Er hatte trotz Antibiotikabehandlung Fieber bekommen. Er lag still, den Kopf zum Fenster gewandt, sodass er den Himmel sehen konnte, den kleinen Flecken, der von seinem Zimmer aus sichtbar war. Es dämmerte, wie es nur im Frühling dämmern kann, so eine Dämmerung, bei der man glaubt, dass alles im nächsten Augenblick zu schweben beginnt. Er schwieg. Erst nach einer langen Weile sagte er:

»Karl Johan war kein guter Name.«

»Wie hätten Sie denn heißen wollen?«, fragte ich.

»Ich weiß nicht«, antwortete er. Dann sagte er nichts mehr. Ich legte meine Hand auf seine Hand. Er zog seine Hand nicht weg, nicht dieses Mal. Zwölf Tage später starb er.

~

Joseph Brodsky schrieb:

> Wenn jemand auch mit uns das Leben teilte,
> wer würde unsren Tod denn mit uns teilen.
> Der Webstoff hat ein Loch. Ein jeder zerrt, wer will.
> An allen Enden. Lässt es. Kommt dann wieder.
> Ja, noch ein Ruck! Und nur das Firmament
> greift in dem Dunkel manchmal nach des Schneiders
> Nadel.

Für den Lord gab es kein heilendes Firmament. Zumindest habe ich es nicht gesehen.

~

Einige Wochen, nachdem der Lord gestorben war, meldete sich eine der Schwestern in der Abteilung bei mir. Jemand wollte mich treffen, sagte sie, ein Angehöriger, der Bruder vom Lord.

Wir gingen in mein Zimmer und setzten uns. Er hieß Göran. Er kam von Göteborg. Die Polizei hatte ihn ausfindig gemacht, denn wenn jemand einsam stirbt, sucht die Polizei nach Angehörigen.

Göran war Jurist, ein blonder Mann in den Vierzigern. Er war das Urbild eines guten schwedischen Beamten, mit festem Handschlag und geradem Blick. Gleichzeitig hatte er etwas Hilfloses an sich, zumindest als er fragte, wie der Lord gestorben sei. Aber er sprach nicht vom »Lord«. Er sagte »Karl Johan«. Er konnte nicht begreifen, wie das hatte geschehen können.

Ich erzählte ihm, dass der Lord schwer nierenkrank gewesen war und an den Folgen der Krankheit gestorben sei. Ich sagte, dass wir alles getan hatten, was möglich war, und dass er ruhig gestorben sei. Und das sei auf eine gewisse Art auch gut, denn der Tod setzt allem Leiden ein Ende.

»Hat er gelitten?«, fragte sein Bruder.

»Vermutlich«, antwortete ich. Ich erwähnte, dass ich eine Zeit lang seine Ärztin gewesen war, er dann aber plötzlich verschwunden war. Und dass ich es auch nicht verstehen konnte. Vielleicht könnten wir einander helfen, es zu begreifen.

Göran erzählte. Er war zehn Jahre jünger als der Lord und hatte einen anderen Vater, einen Antiquitätenhändler, der ihre Mutter geheiratet hatte. Sie wuchsen in einer geordneten Familie auf mit festen Regeln, Essen zu bestimmten Zeiten, Kirchgang am Sonntag und niemals lauten Diskussionen. Ein harmonisches Heim, ruhig und geregelt. Vielleicht lag es an dem Altersunterschied. Oder war es die Art des Lords. Schon als Junge war er zurückgezogen. Die Brüder kamen einander nie nahe. Vielleicht gab es niemanden, dem das gelang, außer der Mutter.

Dann studierte Göran Rechtswissenschaft und zog nach Göteborg. Der Lord und er trafen sich gelegentlich bei Familienfesten oder an Orten, an denen der Lord tanzte. Nach der Vorstellung aßen sie oft zusammen. Worüber sie gesprochen hatten, wusste Göran kaum mehr. Nur, dass der Lord immer wieder an einer Goldkette herumfingerte, die er um den Hals trug.

Als ihre Mutter an Krebs starb, geschah etwas. Es war das einzige Mal, sagte Göran, dass der Lord die Fassung verloren hatte. Nach der Beerdigung war er außer sich. Er schrie: Wie konnten sie nur solch einen Organisten engagieren? Er habe so hässlich, so furchtbar hässlich gespielt. Als der Antiquitätenhändler ihn bat, sich zu beruhigen, packte der Lord ihn an seinen Schultern und schrie wie ein verletztes Tier. Dann ließ er abrupt von ihm ab, bat um Entschuldigung und verschwand.

Zwei Jahre vergingen, ohne dass sie sich sahen. Göran rief ab und zu an und fragte, wie es ihm ginge. Gut, antwortete der Lord. Er hatte nie Zeit zu reden, sondern war immer gerade irgendwohin unterwegs. Und Göran hatte sein eigenes Leben: Arbeit, Frau und Kinder. So kam das Frühjahr, als der Lord unerwartet anrief. Er sei in Göteborg auf dem Bahnhof. Hätte Göran Zeit, ihn zu treffen?

Vielleicht hätte er allein mit ihm essen sollen, sagte Göran, aber daran hätte er erst später gedacht. Etwas hinderte ihn, als er ihn vom Bahnhof kommen sah. Der Lord war mager geworden, aber nicht im Gesicht, das war geschwollen. Und die Augen. Als Göran seine Augen sah, fand er, dass es das Beste wäre, den Lord mit zu sich nach Hause zu nehmen.

Sie aßen zu Abend zusammen mit Görans Frau und seinen zwei Kindern. Der Lord erzählte, dass er eine schwere Entzündung gehabt habe und noch immer behandelt werde. Er vermied es, über das Tanzen zu sprechen. Und Göran stellte keine Fragen, vielleicht wegen der Augen des Lords. Sie redeten über anderes. Der Lord war ziemlich wortkarg, während er allen genau zuhörte, vor allem den Kindern. Und während der ganzen Zeit fingerte er an der Goldkette herum, als wäre sie eine Art Rettungsring. Nach dem Abendessen bat er, sich hinlegen zu dürfen, nur eine kleine Weile. Er müsse sich ein wenig ausruhen, sagte er, er würde den Nachtzug zurück nach Stockholm nehmen. Sie versuchten, ihn zu überreden, zu bleiben, aber ohne Erfolg. Er hatte einen wichtigen Termin in Stockholm am nächsten Tag.

Der Lord schlief, bis es Zeit war, zum Bahnhof zu fahren. Göran brachte ihn hin. Als sie sich auf dem Bahnsteig voneinander verabschiedeten, sagte der Lord: »Es ist ein Glück, dass es Menschen gibt, die fürs Leben begabt sind.« Dann stieg er schnell in den Zug. Als der Zug losfuhr, fiel Göran ein, dass er vergessen hatte zu fragen, warum der Lord ihn hatte treffen wollen.

Ein paar Jahre vergingen. Die beiden hatten hin und wieder Kontakt, Göran rief manchmal an. Eines Abends meldete sich der Lord. Er erzählte, dass er ins Ausland ziehen wolle. Ob Göran ein paar alte Möbel aufbewahren könne, die er von den Eltern geerbt hatte? Die Möbel wurden nach Göteborg transportiert, ohne dass der Lord mitkam. Unter den Möbeln war auch ein alter Spiegel, der ihrer Mutter gehört hatte. Göran erinnerte sich, wie sie davorgestanden hatte und mit der Hand durch ihr blondes Haar gefahren war, langsam und verträumt, wie jemand, der sich fortsehnt. Oder vielleicht hatte er sich das nur eingebildet. Er bildete sich viel ein, sagte er, beispielsweise dass der Lord mit einem Tanzprojekt beschäftigt gewesen sei, während er in Wirklichkeit doch mit etwas ganz anderem beschäftigt war: sich am Leben zu halten. Jetzt hat er es begriffen, jetzt, als es zu spät war. Und Göran verstummte. Nach einer Weile sagte er: Das Gespräch über die Möbel war das letzte. Danach ließ der Lord nichts mehr von sich hören.

Ein paar persönliche Dinge des Lords lagen noch auf der Station: ein Schlüsselbund, eine braune Brieftasche, die an der einen Kante ausgefranst war, und eine dünne Halskette aus Gold. Eine der Schwestern nahm alles aus einem Schrank heraus und überreichte es Göran in einer dünnen Plastiktüte für Abfalleimer.

»Was für eine hässliche Tüte«, sagte Göran.

»Furchtbar hässlich«, sagte ich.

Er wollte noch etwas sagen, man sah, wie er sich dazu sammelte.

»Das war wohl alles«, sagte er.

»Vermutlich«, erwiderte ich.

Er gab mir die Hand und bedankte sich. Dann ging er schnell. Die hässliche Plastiktüte baumelte an seiner Hand.

Hätte ich mehr tun können? Gibt es Menschen, die man nicht erreichen kann, so sehr man es auch möchte, so sehr man sich auch anstrengt? Aber es gelang mir, den Lord zu berühren, zumindest ein Mal. Als es zu spät war.

Wie weit kann man mit einem Gespräch kommen? Denn das Gespräch ist unser wichtigstes Werkzeug, um einander nahezukommen. Wie führen wir unsere Gespräche? Viele erleben, dass es immer schwerer wird, gute Gespräche zu führen. Sie befürchten, dass das negative Folgen haben kann für den einzelnen Menschen und die Gesellschaft. Für meinen Großvater war ein gutes Gespräch lebenswichtig. Aber, sagte er, es geschehe etwas in der Hochgeschwindigkeitsgesellschaft, man habe das Gefühl, als würde etwas anfangen wegzurutschen. Und mit einem Schlag wird einem klar: Es ist der Boden, auf dem man steht, der wegrutscht.

Einen ärztlichen Rat befolgen

Man hat untersucht, in welchem Umfang Patienten ärztliche Anweisungen befolgen – wissenschaftlich gesprochen geht es in solchen Studien um *Compliance* (Therapietreue) oder *Adherence* (Einhaltung der vom Arzt und Patienten gemeinsam festgelegten Therapieziele). Die Ergebnisse der Untersuchungen sind erschreckend: Bis zur Hälfte aller Patienten mit chronischen Krankheiten befolgen die ärztlichen Anweisungen nicht, sie nehmen die Medikamente nur unregelmäßig oder überhaupt nicht ein, auch wenn das verhängnisvolle Konsequenzen haben kann.

Alle transplantierten Patienten wissen, dass sie täglich immunhemmende Medikamente einnehmen müssen. Andernfalls wird das Immunsystem aktiv und greift das Transplantat an, das im schlimmsten Fall abgestoßen werden und zu funktionieren aufhören kann. Dennoch nehmen – so hat man in einer Studie herausgefunden – 35 Prozent aller Nierentransplantierten ihre Medikamente nicht wie vorgeschrieben. Sogar Herzpatienten nehmen ihre Medikamente nachlässig ein – ganze 14 Prozent –, was unbegreiflich ist, wenn man bedenkt, dass es sich um Patienten handelt, die dem Tod gerade nur um Haaresbreite entkommen sind.

Es gibt mehrere Faktoren, die für den Grad der *Compliance* von Bedeutung sind. Die Persönlichkeit des Patienten ist vielleicht der wichtigste Faktor. Doch auch die Persönlichkeit des Arztes spielt eine Rolle. Der Arzt muss Vertrauen schaffen, Sympathie und ein Gefühl von Verbundenheit entwickeln können. Das gilt auch für Psychologen und Pädagogen, ja für alle Berufe, für die das Gespräch ein wichtiges Instrument ist. Und wie schafft man Verbundenheit, wenn diese auf einer persönlichen Ebene eigentlich nicht vorhanden ist?

In Handbüchern über Gesprächskunst findet man in vielfachen Variationen einen klugen Rat: Man soll sich in die Denkweisen und Vorstellungen eines anderen Menschen hineinversetzen. Mut zum Perspektivwechsel! Oder, um es mit dem wunderbaren Bild des finnlandschwedischen Politikers, Chemikers und Zeitungsmannes Guss Mattsson zu sagen: »Man sollte ein Gewinde am Hals haben. Es wäre ein tolles Gefühl, wenn man den Kopf mit seinen Händen ganz nach hinten, nach vorn oder zur Seite bewegen könnte und wenn man merken würde, dass man den Kopf abschrauben könne. Und in diesem herrlichen Moment der Befreiung könnten wir uns ... andere Köpfe anschrauben (wie Glühbirnen) und Köpfe tauschen. Und schlagartig könnte man dann das Leben mit neuen Augen sehen und würde fühlen, dass man ganz andere Plomben im Mund hat.«

Die Geschichte von der Kolchosenmadonna und den Reichshühnern

Großvater zitierte oft Goethe, der einer seiner Seelenverwandten war. Eines seiner Lieblingszitate war:
»Was ist herrlicher als Gold?«, fragte der König. –
»Das Licht«, antwortete die Schlange.
»Was ist erquicklicher als Licht?«, fragte jener.
»Das Gespräch«, antwortete die Schlange.

Wenn er wollte, hatte Großvater eine phänomenale Begabung für Gespräche. Bei schönen Frauen hatte er immer Lust. Zum Beispiel bei der Frau des Kolchosenvorstehers, die nach Großvaters Ansicht genau wie die Madonna in Leonardo da Vincis berühmtem Verkündigungsbild aussah, zumindest, wenn man sie sich ohne Gummistiefel und Wachstuchschürze vorstellte. Sie war die Einzige im Dorf, die »Deutsche Reichshühner« hielt, während meine Großmutter und alle anderen »Bergische Kräher« hatten. Die Reichshühner, die auf einer Landwirtschaftsausstellung in Güstrow einen Preis gewonnen hatten, waren ihr ganzer Stolz. Und Großvater, der sich bis dahin nie als Hühnerbesitzer verstanden hatte, bekam plötzlich eine Hühnerbesitzer-Identität, obwohl sich ja Großmutter um die Hühner kümmerte.

Er wollte unbedingt alles lernen, was die Kolchosenmadonna über Hühner wusste. Wie verzaubert betrachtete er ihren süßen kleinen Mund, der überzeugt verkündete, dass ein zwei Kilo schweres Legehuhn jeden Tag zwanzig Gramm Protein konsumieren müsse, was fünfzig dicken Regenwürmern entspreche. Und weil man sich nicht darauf verlassen könne, dass die Hühner wirklich so viele Würmer verschlängen, weder die Bergischen Kräher noch die Deutschen Reichshühner, müsse ein guter Züchter natürlich Hühnerfutter kaufen. Ja!, rief Großvater völlig überzeugt. Und er nickte eifrig, als sie mit einem entzückenden Lächeln versicherte, Dreppes kalk- und proteinbereicherte Samenmischung sei das optimale Futter. »Es gibt kein Besseres«, sagte er und strich ihr sanft über das Haar, das aussah wie ein Strahlkranz aus Gold. Sie trage den Kranz, flüsterte er ihr zu, wie die schönste Königin im Reichshuhnland. Und das machte die Kolchosenmadonna so glücklich, dass sie in seine Arme sank.

Über das Gefühl der Zusammengehörigkeit

Eines Abends standen Lech und ich an unserem Fluss und hörten dem Rauschen des Wassers zu. Ich erinnerte mich an ein Zitat von Eyvind Johnson über den Rhein, das auf alle Flüsse zutrifft: »… wo das Vergangene in das Jetzige rinnt und das Jetzige sich mit dem Vergangenen mischt, das dadurch weiterlebt.«

»Das beschreibt auch gut unsere Leben«, sagte Lech. Wir sprachen über die Lebensgeschichte, die Geschichte, die wir einander wieder und wieder erzählen und ständig neu deuten. Dabei färbt die Gegenwart die Vergangenheit und die Vergangenheit die Gegenwart.

»Und wenn bis jetzt alles Finsternis gewesen ist, kann man die denn jemals erleuchten?«, fragte ich und dachte an den Lord.

Lech schaute den Schwalben zu, die über den Fluss sausten. »Vielleicht«, sagte er, »vielleicht kann man aus der Enge seines eigenen Lebensraumes befreit werden, wenn man sich einem Menschen verbunden fühlt. Wenn jemand einem bei der Erzählung der Lebensgeschichte zuhört, wirklich zuhört. Als ob die Geschichte ein Anruf wäre. Und der Zuhörer antwortet.

Aus der Erzählung wird ein Gespräch. Wenn einer sich um den anderen kümmert und sorgt, wenn einer liebt. Die Liebe kann befreien. Wäre es nicht so, wäre das Leben schwer auszuhalten.«

Wir gingen weiter. Die Schwalben zwitscherten. Der Fluss strömte dahin. Mein Arm berührte Lechs Arm.

Ich wuchs in einer kleinen Stadt in Süddeutschland auf. Dort gab es einen Priester, einen kleinen runden Mann mit Apfelbäckchen, der Alois hieß. Er war ein wahnsinnig neugieriger Mensch, der unbedingt die Schöpfung verstehen wollte. Er staunte tagtäglich über alle tollen Dinge, die unser Herr erschaffen hatte. Wie die Pilze. Man sollte jedes Mal seinen Hut ziehen, wenn man einen Pilz sieht, sagte er, denn die Pilze seien das materialisierte Gute. Und eines Tages hielt er über die Pilze eine Predigt, die niemand vergaß.

Er begann mit den Bäumen, die richtige Wunderwesen seien. Es sei genial, dass sie mit ihren Blättern das Sonnenlicht in nährenden Zucker verwandeln könnten. Dann gebe es die Pilze mit ihrem unterirdischen Netzwerk von Myzelienfäden. Ihre Fäden umschlängen die Wurzeln der Bäume und erhielten von ihnen Zucker, den die Pilze nicht selbst herstellen können. Aber, sagte Alois, und streckte seinen kleinen runden Körper über die Kanzelbrüstung, die Pilze begnügten sich nicht damit, selbst satt zu werden, sondern sie umarmten mit ihren Wurzeln kleine schmächtige Pflanzen, Pflanzen, die im Schatten lebten, ohne Zugang zum Sonnenlicht. Und die Pilze teilten ihren Zucker mit ihnen. Er sprach von einer Zusammengehörigkeit im Wald, die lebensspendend und lebensbewahrend sei. Man könne auf den Gedanken kommen, sagte er, Gott habe den Wald geschaffen, um die Menschen zu lehren, dass alles miteinander verbunden ist. Und wer hat, der gibt. Und wer mit leeren Händen dasteht, dem wird gegeben. Alois machte eine Pause und schaute uns an. Und er stellte eine Frage, die auch der letzte Satz in seiner Predigt war: Sollten wir Menschen nicht so miteinander leben?

Das genaue Gegenteil sagte der französische Schriftsteller Michel de Montaigne im 16. Jahrhundert, der sich nach dem Tod seines Vaters in sein Schloss in der Dordogne zurückzog und großartige Essays in seinem Schlossturm schrieb: »Wir müssen uns auch wirklich von allen den Bindungen freimachen, die uns an andere Menschen fesseln; da müssen wir auch die Kraft aufbringen, mit dem Alleinleben Ernst zu machen und uns dabei wohl zu fühlen.«

Er schrieb den ganzen Tag in seiner Einsamkeit bis zum Einbruch der Nacht. Aber dann konnte er nicht ohne seine Köchin leben, die ihm eine saftige Wachtel braten musste. Und mit dem Jungen, der ihm das Essen servierte, unterhielt er sich immer eine Weile darüber, was im Dorf passiert war.

Wenn man unsere Gesellschaft betrachtet, kann man manchmal den Eindruck bekommen, Montaignes Einstellung habe gesiegt. Im Vordergrund scheinen nur die eigenen Interessen zu stehen. Man könnte glauben, man wäre nur von Menschen umgeben, die denken wie William Faulkner: »Der Schriftsteller ist nur seiner Kunst gegenüber verantwortlich. Er wird völlig gewissenlos sein, wenn er ein guter Schriftsteller ist. Er hat einen Traum. Der ängstigt ihn so sehr, dass er ihn loswerden muss. Er hat keinen Frieden bis zu diesem Augenblick. Er wirft alles über Bord: Ehre, Stolz, Anstand, Sicherheit, Glück – alles, um das Buch fertig zu bekommen. Wenn ein Schriftsteller seine Mutter bestehlen müsste, wird er nicht zögern.«

Ich habe einmal eine Rede des südafrikanischen Erzbischofs und Friedensnobelpreisträgers Desmond Tutu gehört. Er sprach über die Idee von »Ubuntu«, die »Afrikas Beitrag zu mehr Menschlichkeit« sein könne – falls die Menschheit das Geschenk entgegennehme. Ubuntu ist eine Sichtweise auf das Leben: Ein Mensch wird nur zum

Mensch durch andere Menschen – und Menschen sind dazu geschaffen, in einem subtilen Netzwerk zu leben, wo einer vom anderen abhängt und jeder mit dem anderen teilt.

Zu besonderen Menschen werden wir durch die Art, wie wir mit gewissen Personen Zusammengehörigkeit fühlen oder mit anderen auf Abstand gehen. Unser Verhältnis zueinander wird sichtbar im Gespräch, wenn wir unsere Vorstellungen und Erfahrungen offenbaren. Neben der Suche nach Erkenntnis ist das eine der wichtigsten Aufgaben von Gesprächen: Gemeinsamkeiten zu finden oder sich zu distanzieren.

Denken wir nur daran, wie man zum Beispiel über einen Wald reden kann. Ich bin in einer Gegend in Süddeutschland aufgewachsen, auf der Schwäbischen Alb. Dort gab es Buchenwälder, in deren Dunkel man ernster Stimmung wurde, wohl weil die Laubkronen der vielen Bäume das Licht verschlangen.

Es blieb nur ein grünes, stilles Halbdunkel übrig, das von den Laubkronen herunterkam. Man glaubte, man würde sich auf dem Meeresgrund befinden, in einer Tiefe von mindestens zehntausend Fuß. Die Eichen dagegen versetzten einen in gute Stimmung. Sie waren so herrlich knorrig, genau wie die alten Bauern auf der Schwäbischen Alb, die wussten, dass Barbarossa, der alte Kaiser aus dem Mittelalter, seinen tausendjährigen Schlaf irgendwo im Wald hielt. Doch bestimmt nicht unter einer Fichte, das begriff man sofort. Die Fichten in meinem Wald waren struppig und dünn, keine Bäume, bei denen man sich beim Schlafen behütet fühlen würde. Lieber schlief man unter einer großen alten Linde, deren Laub das Licht so filterte, dass es wie Gold schien. Oder man schlief unter einer Ulme, die starke Wurzeln hatte. Vater sagte immer: Die steht sicher und aufrecht, auch wenn es stürmt.

Man kann denselben Wald auch beschreiben als eine Produktionsstätte, wo der Wert der Bäume durch Wuchsreinheit, Vollholzigkeit und das Verhältnis von Früh- und Spätholzanteilen bestimmt wird.

Diese Beschreibung handelt von genau demselben Wald, aber die Augen, die ihn sehen, sind andere. Hat man den gleichen Blick, entsteht ein Gefühl der Zusammengehörigkeit. Sieht man auf unterschiedliche Weise, entsteht Abstand. Wenn wir uns begegnen und miteinander umgehen, geht es deshalb nicht darum, die Dinge »an sich« sehen zu wollen. Entscheidend sind die Vorstellungen und Bilder, die wir uns von der Welt machen, unsere Weltanschauungen.

Verstehen und sich verständlich machen

Wenn man Gespräche führt, will man nicht nur verstehen, sondern sich auch verständlich machen. Man präsentiert seine Vorstellungen über die Welt und seine Erfahrungen. Um das tun zu können, braucht man eine Sprache, die Gedanken und Gefühle auszudrücken vermag. Gefühle kann man auch auf andere Weise ausdrücken: durch einen liebenden Blick, den Arm, der um eine Schulter gelegt wird, die Bewegung, wenn der Umarmte sich an den Umarmenden lehnt. Aber wie ist es mit den Gedanken? Man kann sehen, dass jemand denkt – aber man kann nicht sehen, *was* er denkt. Um Gedanken auszudrücken, bedarf es der Worte. Das ist vielleicht der entscheidende Unterschied zwischen Gedanken und Gefühlen: die Gebundenheit ans Wort und die Freiheit vom Wort.

In »Under tiden« (dt. »Währenddessen«) erzählt der schwedische Schriftsteller Göran Tunström von Wille, einem wortkargen Mann, mit dem er Seite an Seite in einer Druckerei in Stockholm gearbeitet hat. Das größte Erlebnis in Willes Leben war eine Motorradfahrt über Hallandsåsen. »Super, mit 140 Sachen den Berg runter.« Da Tunström wusste, dass einer, der in der Welt herumreist, viel zu erzählen hat, sagte er zu Wille: »Häng hier nicht rum, sondern hau ab, guck dir die Welt an, erleb was.« Und eines Tages war Wille weg. Und dann war er wieder da. Tunström erzählt:

> »Wo bist du gewesen?«, fragte ich, nachdem wir einen ganzen Tag zusammen geschwiegen haben. »Venezuela.« »Was???!!!«, kam es nur aus mir heraus. Denn nach der Liebe ist das Reisen das Größte. »Und, wie war es da?« Wille sah mich misstrauisch an und beschloss am Ende, doch zu erzählen: »Heiß.« Und als er nach einer kleinen Weile begriff, dass ich mehr hören wollte: »Verdammt heiß.« Damit war

sein Bericht über die Reise abgeschlossen. Mehr gab es nicht zu erzählen.

Und Tunström leidet mit dem südamerikanischen Kontinent, der nicht gesehen wurde.

Wahrnehmen und Bezeichnen hängen natürlich zusammen. Das, was man benennen kann, nimmt man wahr. Man denke nur an eine Wiese. Für manche bedeutet das eine grüne Fläche mit Stellen, an denen Blumen blühen. Für andere ist sie eine unvergleichliche Ansammlung von Zittergras, Silber-Fingerkraut, Blutstorchschnabel, Augentrost und Hunderten anderer Blumen und Gewächse, die merkwürdige Namen tragen. Je genauer man etwas benennen kann, desto reicher sieht man.

Das Gleiche gilt für das Gespräch. Je besser und genauer man seine Gefühle und Gedanken ausdrücken kann, umso deutlicher wird man sichtbar für den Gesprächspartner. Das ist die eine Seite: sich so gut wie möglich verständlich zu machen.

Dann gibt es die andere Seite: so viel wie möglich zu verstehen. Und man kann sich fragen: Musste Tunström wirklich Mitleid mit dem südamerikanischen Kontinent haben, weil Wille ihn nicht wahrgenommen hatte? Was kümmert es einen Kontinent, wenn er nicht gesehen wird? Aber Wille, was wollte Wille eigentlich sagen, als er erzählte, dass es verdammt heiß war?

Verfluchte er die Hitze? War es eine Hitze, die ihm all seine Kraft nahm, die ihm den Blick trübte? Ein geplagter

Mensch sieht nur die eigene Qual, nichts anderes. Die Qual hält ihn in seinem eigenen Körper gefangen. Was ihn umgibt, wird nicht wirklich. Die einzige Wirklichkeit ist in dieser Situation die Qual. Und vielleicht, im Fall von Wille, ab und zu ein kaltes Bier. Muss uns Wille nicht mehr leidtun als der südamerikanische Kontinent? Ein gefangener Mensch, der nicht aus seiner Haut kann!

Es gibt ein wichtiges und auch seltsames Buch der deutsch-rumänischen Nobelpreisträgerin Herta Müller: *Atemschaukel.* Eigentlich wollte sie es zusammen mit Oskar Pastior schreiben, einem rumäniendeutschen Dichter. Er vermochte ausführlich von seinen Jahren in einem russischen Arbeitslager zu erzählen – etwas, das Herta Müllers Mutter, die auch in einem Lager gewesen war, niemals gekonnt hätte. Herta Müller begegnete Pastior auf einer Zugreise, sie beschreibt ihn als einen Mann, »schelmisch, melancholisch, provinziell und kosmopolitisch in einem und in einer nur ihm eigenen Art« und »auch direkt und diskret in einem«. Er erzählte ihr vom Lager und zeigte es ihr. Sie begannen, an einem Buch über dieses Thema zu arbeiten. Als Pastior dann starb, schrieb sie das Buch allein – über einen, der das Arbeitslager überlebt hatte, weil seine Großmutter gesagt hatte: »Ich weiß, du kommst wieder.«

Herta Müllers Mutter konnte nie über ihre Zeit im Arbeitslager erzählen, nur, dass es schrecklich gewesen war und sie gehungert hatte. Sie war in sich selbst gefangen, in ihrer Qual. Pastior jedoch konnte detailliert von allem erzählen. Von den Menschen, die lebten und starben, vom

Zement, vom gelben Sand, von der Kohle, auch vom Kohleschaufeln, von allen Schaufelbewegungen und den verschiedenen Arten von Schaufeln, alles ganz exakt. Er hatte sich sozusagen neben sich selbst gestellt und alles – auch sich selbst und sein eigenes Leiden – intensiv beobachtet. Dadurch konnte er eine Beziehung zu allem entwickeln, auch zu seinem Hunger, der zum »Hungerengel« wurde, und der stark war, wenn er kam.

Große Bücher helfen einem zu verstehen: Solange der Mensch aus sich selbst herausgehen kann, gibt es noch einen Funken Freiheit, mitten in der Qual, mitten in der Unfreiheit. Nur wer aus sich herausgehen kann, vermag die ganze Wirklichkeit zu begreifen. Und er kann inmitten allen Grauens an etwas Gefallen finden. Beispielsweise an einer der Schaufeln, der »Herzschaufel«, mit der man gut lose Kohle schaufeln kann. Oder an der Kuckucksuhr, die an der Wand in der Lagerbaracke hängt, die Uhr mit den schweren Gewichten aus Eisen, die den Tannenzapfen im Wald daheim ähneln. Die Tannenzapfen, die man aufheben konnte, wenn man sich verloren fühlte. Wenn man einen in der Hand hielt, war man nicht mehr allein. Wer aus sich herausgehen kann, kann sich retten, auch mitten in der Rettungslosigkeit. Und dann kann er erzählen. Denn nur, wer sich verlieren kann, kann gut erzählen und sich selbst gewinnen.

Und so können wir einander helfen: da sein und zur Verfügung stehen als die, denen man immer etwas erzählen kann. Denn nicht die Kontinente brauchen Hilfe, sagt Lech, sondern die Menschen.

Die Geschichte von einem, der nicht so leicht zu erschüttern war

Es geschah genau drei Tage nach seinem 27. Geburtstag. Bo-Erik, der Möbelpacker, war gerade dabei, einen Wandspiegel abzuhängen, als er sein Spiegelbild sah: ein großer, dicker Mann, aber ganz verschwommen, als ob er vom Nebel verschluckt würde. Und den Nebel gab es plötzlich überall, wohin er auch sah.

Vielleicht bekam er Panik. Er fuhr jedenfalls sofort in die Notaufnahme. Man stellte einen stark erhöhten Blutdruck fest, der das Nebelsehen verursacht hatte. Er wurde auf die Intensivstation eingewiesen. Dann, als es gelungen war, den Blutdruck zu senken, kam er auf meine Station, weil zusätzlich noch seine Nierenfunktion schlecht war.

Als ich ihn das erste Mal traf, lag er unbeweglich in seinem Bett, die Hände still auf der Bettdecke. Sie waren breit und schwer, mit kurzen blonden Haaren auf den Handrücken. Es waren Hände, die einen glauben ließen, dass man sie nicht so leicht verrücken konnte.

Er sagte nichts ungefragt, antwortete aber auf meine Fragen mit wenigen unerschütterlichen Worten. Ja, er stamme aus Norrland, sei vor etwa sieben, acht Jahren hierhergezogen. In Norrland hätte er keine Stelle bekommen können. Und eine Arbeit müsse man ja haben. Warum nicht Möbelpacker? Und sonst? Ja, er wohne allein. Ab und zu trinke er ein Bier. Keine Zigaretten, keinen Lutschtabak. Abends fernsehen. Noch nie Krankheiten gehabt. Nur diese teuflischen Kopfschmerzen in den letzten Wochen. Als ob sein Kopf in einen Schraubstock gespannt wäre. Und dann dieses Nebelsehen. Ansonsten nichts. Das sei alles.

Die Untersuchungen ergaben, dass er unter einem gefährlichen Bluthochdruck litt, der bereits zu chronischen Nierenschäden geführt hatte. Ich teilte ihm das mit. Er saß in seinem Bett und hörte mir zu, ohne eine Miene zu verziehen. Seine Hände lagen still auf der Decke. Das Einzige, was in unserer Macht stehe, sagte ich, sei der Versuch, den Rest seiner Nierenfunktion zu retten. Das sei aber nur möglich, wenn normale Blutdruckwerte erreicht würden. Der Blutdruck war das Wichtigste. Er müsse jeden Tag seine Medikamente zur Regulierung des Blutdrucks einnehmen. Anderenfalls würde er seine Nierenfunktion mit rasender Geschwindigkeit ganz verlieren. Und dann bräuchte er regelmäßige Dialysebehandlung, um zu überleben.

Ich sprach lange mit ihm. Ich erklärte alles so genau wie möglich. Er erwiderte, er habe alles verstanden. Er sagte das ohne eine Spur von Schock oder Verzweiflung. »Man muss sich damit abfinden«, sagte er. »Das ist eben so.«

Nach zwei Wochen wurde er entlassen. Seine Blutdruckwerte waren gut. Er erhielt einen Termin für meine Sprechstunde. Aber er kam nicht. Er war auch nicht zur vereinbarten Blutprobenentnahme gekommen. Er blieb einfach weg, ohne Bescheid zu geben.

Ich rief ihn an. Vielleicht war er erstaunt. Er habe den Termin einfach vergessen, sagte er. »Sie müssen zur Kontrolle kommen, sonst kann das böse enden«, sagte ich. »Ich weiß«, sagte er wenig begeistert. Er versprach, auf jeden Fall zu kommen, wenn ich ihm einen neuen Termin gäbe.

Und er kam. Er war ein Mann, der hielt, was er versprach. Aber sein Blutdruck war hoch. Und die Blutwerte waren nicht gut. Es war offensichtlich, dass er mit den Tabletten nachlässig gewesen war. Und er gab es sofort zu. Manchmal vergaß er sie zu nehmen. Er hätte sich halt noch nicht daran gewöhnt.

Als ich sein Herz abhören wollte, zog er seinen Pullover hoch. Ich sah, dass er errötete, dann verschwand sein Kopf im Pullover, als ob er weder mich noch seinen schweren weißen Körper sehen wolle. Er legte sich nicht auf die Untersuchungsliege, sondern stellte sich breitbeinig hin, als hätte er Angst, ich könnte ihn mit meinem kleinen Stethoskop umstoßen. Und so stand er noch immer da, mit entblößter Brust, selbst als ich mit dem Abhören fertig war. Erst als ich es ihm sagte, zog er sofort seinen Pullover wieder runter. Und ich sah, dass etwas auf der Vorderseite stand: Hero 2002.

Ich traf ihn jeden Monat in der Sprechstunde. Er war auch weiterhin nachlässig mit seinen Tabletten, aber er kam zumindest. Er saß mir gegenüber wie ein Berg, den niemand versetzen kann. Wie ich es auch versuchte, ich konnte ihn nicht wirklich erreichen. Nein, er habe keine Symptome. Und die Arbeit sei okay. Am Wochenende trank er ein Bier, am liebsten tschechisches, Budweiser sei nicht schlecht.

So verging ein Jahr. Seine Nierenfunktion verschlechterte sich allmählich. Es war am Ende eines Sprechstundenbesuches, als ich ihm einen neuen Termin geben wollte.

»Das geht nicht«, sagte er, »da ist Elchjagd.«

»Das ist natürlich heilig«, erwiderte ich.

»Genau«, sagte er.

»Ich erinnere mich«, sagte ich. »Ich bin selbst früher auf einer Elchjagd gewesen. Als sie die Hunde losgelassen haben ... und danach die Stille. Die war gewaltig ... Und dann hörte man auf einmal das Rudel ...«

»Ganz genau«, sagte er. Und er bekam einen anderen Termin.

Als er nach der Elchjagd wiederkam, hatte er ein Foto dabei. Er nahm es aus seiner Brieftasche und legte es auf meinen Tisch. Man sah ein Moor, ein Gebirge im Hintergrund.

»Da war der Posten«, sagte er, »da stand man.«

Ich sah das Bild genau an.

»Waren die Hunde los, als Sie das Foto machten?«

»Genau«, sagte er.

»Das ist ein gutes Bild«, sagte ich. »Man kann die Stille hören.«

Er nickte. Wir sahen uns das Foto gemeinsam an. Es war am Morgen aufgenommen worden, im grauen Licht, als die Sonne noch nicht hervorgebrochen war.

»Und dann?«, fragte ich.

»Ich habe eine Elchkuh geschossen«, sagte er.

»Gratuliere«, erwiderte ich, »die sind stattlich.«

Ich erzählte nicht, dass ich früher einmal geholfen hatte, eine erlegte Elchkuh umzudrehen. Und dass dabei blutgefärbtes Wasser aus ihrem Maul geströmt war. Und dass mein Arm niemals vergessen würde, dass Todeswasser so warm sein kann.

Ich fragte nur: »Stammen Sie aus der Gegend?«

Er nickte.

Und ich sagte: »Es ist schön da.«

»Genau«, erwiderte er. Und er legte das Foto zurück in seine Brieftasche. Er zeigte kein Foto der Elchkuh. Dann wandten wir uns seinen Blutwerten zu. Sie waren nicht übel. Auch sein Blutdruck nicht. Vielleicht ist es im Gebirge einfacher, auf sich zu achten. Doch er achtete jetzt auch in der Stadt auf sich. Jemand war da hinter etwas gekommen. Vielleicht war er es. Oder ich.

Über die schamlose Neugier

Großvater, der sich während seines langen Lebens erstaunliches Wissen über alles, nicht nur über Hühnerfutter, angeeignet hatte, sagte: Wenn man ein Gespräch führen will, nicht nur ein Daherreden, sondern einen richtigen Dialog mit anderen, dann muss man schamlos neugierig auf sie sein. »Du solltest dich schämen«, sagte Großmutter, »wie kannst du Schamlosigkeit predigen?«

Ich musste an Großvater denken, als ich J. M. Coetzee las. In seinem Roman *Elizabeth Costello* steht Costello, eine betagte Schriftstellerin, vielleicht Coetzees Alter Ego, vor einem Gericht, das über ihr Gesuch entscheiden soll, das Tor »zur anderen Seite« passieren zu dürfen. Costello liest ihre »Aussage« vor:

> Ich bin Schriftstellerin, und ich schreibe, was ich höre. Ich bin eine Sekretärin des Unsichtbaren, eine von vielen Sekretären im Laufe der Jahrhunderte. Das ist mein Beruf: Texte nach Diktat zu schreiben. Es ist nicht an mir, Fragen zu stellen, zu beurteilen, was mir geliefert wird. Ich schreibe die Worte nur auf und prüfe sie dann, prüfe, ob sie vernünftig sind, um sicherzugehen, dass ich richtig gehört habe (…) Bei meiner Arbeit ist eine Überzeugung ein Widerstand, ein Hindernis. Ich versuche, mich von Widerständen zu befreien.

Einer der Richter wendet ein, dass wir ohne Überzeugungen keine Menschen seien. Und Costello gibt zu, dass sie gewiss »Meinungen und Vorurteile« habe, »welche sich nicht wesentlich von dem unterscheiden, was gewöhnlich Überzeugung genannt wird«. Aber, fährt sie fort: »Wenn ich von mir behaupte, ich sei eine Sekretärin frei von Überzeugungen, beziehe ich mich auf mein ideales Ich, ein Ich, das in der Lage ist, Meinungen und Vorurteile im Zaum zu halten, während das Wort, das sie ihrer Aufgabe gemäß weiterleiten muss, durch sie hindurch geht.«

Das Gericht beharrt darauf, sie zu fragen, wie sie denn zu der Ausrottung der Tasmanier und zu Übergriffen auf unschuldige Kinder stehe. Sie antwortet, sie würde nach bestem Vermögen schreiben, falls die Tasmanier und die vergewaltigten Kinder sie rufen sollten – was sie bislang nicht getan hätten, wahrscheinlich, weil sie nicht qualifiziert genug sei –, aber falls sie sie rufen sollten, würde sie nach bestem Vermögen schreiben.

»Aber Vorsicht!«, sagt sie. »Ich bin für alle Stimmen offen, nicht nur für die Stimmen der Ermordeten und Vergewaltigten … Wenn es aber ihre Mörder und Vergewaltiger sind, die mich stattdessen anfordern wollen, mich benutzen und durch mich sprechen wollen, dann werde ich meine Ohren nicht vor ihnen verschließen, dann werde ich sie nicht richten.«

Zwischen meinem Großvater und Elizabeth Costello gibt es Unterschiede: Großvater ging es um das Gespräch, Costello um das Schreiben. Großvater benutzte den Ausdruck »schamlose Neugier«, Costello den Begriff »Sekretärin«, eine Arbeit, bei der eine Überzeugung ein Widerstand, ein Hindernis ist. Wer schamlos neugierig ist, der versucht zu finden, was er wissen will. Wer Sekretärin ist, sucht nicht, sondern ist bereit, zu empfangen.

Gleichzeitig gibt es Ähnlichkeiten zwischen den beiden. Wenn mein Großvater von schamloser Neugier sprach, meinte er, dass er sich nicht schämte, weder dafür, wissen zu wollen, noch für das, was er erfahren würde. Das Suchen und das Finden geschehe jenseits aller Wertungen über schändlich und nicht schändlich, über gut und böse. Genau wie Costello auch ihre Ohren nicht vor den Mördern und Vergewaltigern verschloss und sie auch nicht verurteilte.

Das Gute ist größer als Gutmütigkeit

Eyvind Johnson schrieb: »Auf einem Espenblatt kann sich niemand in Sicherheit fühlen. Und dennoch wohnen dort kleine Geschöpfe, die nicht wissen, dass ihr Land nur ein Espenblatt ist. Für sie ist es die Heimat, eine Heimat in einer Welt, der Espenblattwelt.« Auch wir Menschen leben in einer Espenblattwelt, wo wir jederzeit vom Schlimmen heimgesucht werden können. Trotzdem müssen wir leben. Und wir müssen gut leben, so gut wir es vermögen, sagte Großvater, alles andere ist Sünde.

Manchen gelingt das ohne viel Aufhebens. Beispielsweise Anna, die mit Evert, einem meiner alten Patienten, verheiratet war. Wenn er ab und zu seinen Glauben an die Menschheit verlor, was eine ernste Sache für ihn war, kochte sie ihm sein Lieblingsgericht, eine kräftige Gulaschsuppe. Und wenn sie die servierte, sagte sie kein Wort über die Liebe. Sie stellte nur nüchtern fest, dass es selbst dann, wenn es mit der Menschlichkeit aus wäre, auf alle Fälle noch immer Gulaschsuppe gebe.

Anna war Realistin. Und das muss man sein, sagte Großvater. Aber manchmal will man es nicht, zum Beispiel wenn man fröhlich von seinem Tag erzählt. Man will das Piepen einer schwarzen glänzenden Amsel vergessen, die von einer Katze gefangen wurde. Und die flatternden Flügel. Und die zappelnden Beine, die nur noch baumelten. Trotzdem erzählt man es. Wenn man Zeuge wird, muss man Zeugnis ablegen, selbst über den Tod einer kleinen Amsel.

Wenn man lernen will, mit den Rissen, Fallen und Schicksalsschlägen im Leben fertigzuwerden, muss man wagen, die ganze Wirklichkeit zu sehen. Auch dann, wenn sie manchmal böse und grausam und lieblos ist. Und dass sie von Menschen gesteuert wird. Und Menschen versteht man erst, wenn man sich eine Zeit lang in ihrer Welt niederlässt, egal wie die beschaffen ist.

Empathie kommt von dem griechischen Wort *empatheia*, was Mitgefühl, Einfühlungsvermögen bedeutet. Empathie kann man beschreiben als Fähigkeit, eine Weile Zusammengehörigkeit mit einem anderen Menschen zu empfinden, mit allen seinen Seiten, auch mit den dunklen und widersprüchlichen. »In der Fähigkeit, auch unerträgliche Wahrheiten zu ergründen, liegt mehr Gutes als in jeder versöhnlichen Gutmütigkeit«, schrieb Claudio Magris, »liegt die Bereitschaft, mit unerschrockener und untröstlicher Barmherzigkeit bis auf den Grund unserer Finsternis hinabzusteigen.«

Über die Falte auf der Stirn

Es geschah in Assisi. Die Sonne schien so, dass das Haar der Menschen wie Heiligenscheine leuchtete. Schwalben schrieben ihre flüchtigen Zeichen in den Himmel. Aber daran dachte man nicht mehr, wenn man in der Basilika San Francesco vor Giottos Fresken stand. Eines zeigte den Mord an den unschuldigen Kindern in Bethlehem. Lech legte seinen Arm um mich, als wir es betrachteten.

Wie konnte Giotto das so exakt und gleichzeitig so einfühlend malen? Den Mund der verzweifelten Mutter, die Nein schreit. Die Hand des grimmig entschlossenen Soldaten, die starke fleischige Hand, die den Fuß des Knaben mit festem Griff umklammert. Und die kleine Falte, die erschütternde kleine Falte auf der Stirn des Mannes, der sein Messer in einen nackten weichen Kinderleib stechen will. Wie er das Kind von sich weghält. Wie seine Hand mit dem Messer plötzlich wie gelähmt ist. Giotto sieht alles, nicht nur den Schmerz, die Verzweiflung, die Angst, die Grausamkeit, er sieht auch die Qual des Mörders. Er malte jenseits aller Urteile über Gut oder Böse. Er malte schamlos und wahr.

Die Geschichte, wie Hunderte von Herzen brannten

Jahwar war ein Kurde aus dem Irak. Als ich ihn das erste Mal sah, saß er in seinem Bett auf der Aufnahmestation, ein dünner magerer Mann in den Vierzigern mit unsteten dunklen Augen.

Er hatte in den letzten Wochen schwankendes Fieber gehabt und war sehr abgemagert. Und dann die Müdigkeit, eine verheerende Müdigkeit, er hatte keine Kraft mehr, zu nichts.

Er war während der letzten Nacht aufgenommen worden. Die Laborwerte, gerade angekommen, deuteten auf eine lebensgefährliche Gefäßentzündung hin, eine Vaskulitis, die sämtliche Organe angreifen und zerstören kann. Man hatte entdeckt, dass auch seine Nieren betroffen waren, sodass man ihn sofort behandeln musste. Die Behandlung würde hart und langwierig sein: Zytostatika und hohe Dosen Kortison.

Ich beschrieb für ihn die Krankheit mithilfe eines Dolmetschers. Jahwar konnte nur wenige Worte Schwedisch, obwohl er schon zehn Jahre in Schweden gelebt hatte. Man konnte deutlich sehen, wie ihm das Herz bis zum Hals schlug. Panik hatte ihn ergriffen. Würde ihn jetzt der Tod einholen? Aber Allah bestimmt alles, sagte er. Aber was bedeutet ein Mensch für Allah? Vielleicht nur ein verglühender Funke. Jahwar sah mich an, wie meine Mutter auf ihre Gebetsbilder geschaut hatte. Ich sagte, er könne uns vertrauen. Wir würden versuchen, Allah zu helfen, ihn zu heilen. Er lächelte. Ein scheues Lächeln, während ihm das Herz noch weiter gewaltig im Hals schlug.

Einige Tage später führten wir ein Gespräch über andere Dinge. Es war bereits dunkel geworden, es war Ende November. Jahwar lag in seinem Bett. Er hatte die kleine Nachttischlampe angemacht. Der Lichtkegel fiel auf den leeren Nachttisch. Jahwar lag im Halbdunkel, bis zum Kinn verborgen unter seiner Decke. Seine Wangen waren eingefallen. Sein Augenweiß schimmerte blauschwarz.

Die Dolmetscherin war eine junge Frau mit dichtem schwarzem Haar. Sie saß im Dunkel auf der anderen Seite des Bettes. Ich saß ganz in der Nähe des Lichtkegels und fragte Jahwar, wie es ihm ginge. Vielleicht ein bisschen besser, antwortete er. Wir sprachen eine Weile über seine Krankheit. Dann kam unser Gespräch auf die Berge im Nordirak.

Dort hatte Jahwar als Kind gelebt. Auf einem Bauernhof, wo sein Vater Pflaumen, Äpfel und Mandeln anbaute. Die Pflaumen waren dunkellila und süß. Wenn man in sie hineinbiss, rann einem der Saft über das Kinn. Die Äpfel waren rot und glänzten. Wenn die Sonne auf sie schien, konnte man glauben, dass sie riesengroße Rubine waren. Und die Mandeln? Wenn man sie in kochend heißes Wasser gelegt hatte, konnte man sie schälen, sodass sie weiß wurden wie die Zähne der Jungfrauen im Paradies.

Doch als Jahwar sieben Jahre alt war, kamen Saddam Husseins Soldaten und brannten alle Bäume nieder. Sie übergossen sie mit Benzin, sodass sie wie Fackeln brannten.

Alle Bäume in den Bergen brannten. Als es Nacht wurde, glühten die Reste noch weiter. Das sind die Herzen der Bäume, sagte Jahwars Vater. Und Jahwar fragte mich: »Haben Sie schon einmal Hunderte von Herzen verlöschen sehen in einer einzigen Nacht?«

»Nein«, sagte ich. »Wie kann man das ertragen?«

Er antwortete nicht. Nicht mit Worten. Man sah es in seinen Augen: Das Verlöschen der Herzen dauerte fort.

In einem seiner letzten Gedichte »DAS« schrieb Czesław Miłosz über *DAS, was ständig da ist, Tag und Nacht*:

> (…)DAS ähnelt den Gedanken eines Obdachlosen,
> der eine frostige und fremde Stadt durchstreift.
> Es gleicht auch dem Moment, in dem ein Jude, schon umzingelt, die
> schweren Helme deutscher Militärpolizei näher und näher rücken sieht.
> DAS ist, wie wenn ein Königssohn sich aufmacht in die Stadt und dann
> die wahre Welt erblickt: Elend und Krankheit, das Altern und den Tod.
> Auch kann man DAS mit dem entgeisterten Gesicht vergleichen, von
> einem, der begriffen hat, daß er verlassen worden ist, für immer.

Und wenn der Arzt ein endgültiges Urteil spricht, ist
es wie DAS.
Denn DAS heißt gegen eine Wand aus Stein zu
laufen, um dann
die Einsicht zu gewinnen, daß diese Steinwand
keinem Flehen weicht.

Und gewiss gibt es DAS. Aber es gibt auch etwas anderes. Etwas, worüber Joseph Conrad schreibt: »… eine Solidarität, in der die Einsamkeit unzähliger Herzen verflochten ist …«

Wenn man mit jemandem ein Gespräch führt, einen echten Dialog, ist man für eine Weile Gast in der Welt, wie sie der andere erfahren hat. Das ist es, was wir Menschen tun können, wenn einer von uns bedroht wird vom DAS. Und selbst wenn die Mauer am Ende unüberwindlich ist und selbst dem eindringlichsten Flehen nicht nachgibt, soll niemand allein vor einer Mauer stehen müssen.

Die Geschichte von einem Schwätzle

Vater mochte keine Konversationen. Nein, Konversationen waren etwas für die Gebildeten, sagte er. Er gehörte zu den Unpolierten. Er mochte Wörter, die kamen, wie sie waren, direkt vom Herzen.

Wenn man auf diese Weise miteinander redet, entsteht ein Gespräch, für das es in Schwaben, wo mein Vater sein ganzes Leben verbrachte, ein besonderes Wort gibt: a Schwätzle, ein kleines Gespräch. Nicht weil es kurz ist – ein Schwätzle kann viele Stunden dauern –, sondern weil die Endung -le die Stimmung bezeichnet. Worte, die mit -le enden, sind oft Koseworte. Ein Schwätzle ist ein Gespräch, wo man einander gut ist und sich mit Worten streichelt.

Vater, der ein fröhlicher Mensch war, hat gern Schwätzle geführt, oft am Abend, zusammen mit Mutter. Mutter war schwermütig seit dem Krieg, wo sie so viel Schlimmes erlebt hatte. Vater hatte das auch, aber merkwürdigerweise konnte das Schlimme seiner Fröhlichkeit nie beikommen.

Vater liebte es, wenn Mutter erzählte, auch vom Schlimmen. Vielleicht war das Schlimme das Schönste. Da kam ein Sog in sein Herz, sagte er, da musste er sie fest in den Arm nehmen. Sonst würden sie mitgerissen. Und es war herrlich, das zu verhindern. Man fühlte sich groß und stark, auch wenn man schmächtig wie Vater war.

Vom Allerschlimmsten durfte Mutti immer wieder mal erzählen. Wie ihre Familie während des Krieges auf einmal verschwunden war und sie aus Ostpreußen fliehen musste, als Teenager, mit einer Freundin, die ihr Alles war. Und wie sie im Zug saßen, zusammengepfercht, umgeben von dem Geruch der Angst. Diesen Geruch vergisst man nie, sagte Mutter. Der folgte den Menschen, wenn die Bombenflugzeuge kamen und der Zug anhielt. Es roch nach Angst in den Gräben, unter den Bäumen, in den Büschen, überall. Auch damals, als sie und ihre Freundin rannten und einen Haselbusch fanden, unter dem sie sich versteckt haben.

»Und dann kam ein Geräusch«, sagte Mutter. »Erst ein kleines Brummen, weit, weit weg. Und es wurde stärker, das wurde ein Tosen, ein Dröhnen, wie wenn der ganze Himmel schrie ... Und alles andere verstummte. Sogar die Vögel, die Flüsse, der Wind. Nur die Herzen der Menschen klopften. Als wäre jeder Mensch eine Trommel, die nach Hilfe rief.

Und dann das Tosen, als die Bomben fielen. Metall flog durch die Luft, Glas, Erde, Bäume. Und Gebeine, schöne weiße Menschengebeine. Und Muskeln, die sich gerade noch gerührt haben. Und Haut, noch immer weich und warm. Oh Gott.«

Vater hielt sie fest in seinen Armen. »Erzähl«, sagte er, »erzähl mir alles.«

»Und dann«, sagte sie, »dann gab es kein Tosen, kein Dröhnen mehr, nur noch Rufe und Schreie. Und mitten im Rufen und Schreien ein Schweigen. Dieses Schweigen hört niemals auf. Wenn man unter einem Haselbusch liegt, mit dem Gesicht verborgen im Gras, und hält die Hand seiner Freundin. Und man wendet sein Gesicht ...«

»Erzähl weiter«, sagte Vater.

»Nein, ich kann nicht«, antwortete Mutter.

»Doch«, sagte Vater, »du kannst.«

»Wenn jemand ... wenn jemand keinen Mund mehr hat, keinen Kopf ... nur noch ein Loch ... ein zerrissenes rotes Loch ... und das Blut strömt ...«

»Oh Gott«, sagte Vater und drückte sie an sich.

»Und wenn man dann wegschaut ... Nein«, sagte sie.

»Was sahst du da?«, fragte Vater.

Sie schüttelte den Kopf.

»Aber ich möchte es hören«, sagte Vater und hielt sie fest, mitten in dem großen Sog.

»Es baumelte«, sagte sie. »Es hing an einem Blatt, an einem Fleischfetzen ...«

»Was?«, flüsterte Vater, plötzlich bleich.

»Es sah aus wie eine Mandel«, sagte Mutter, »verstehst du? Eine kleine baumelnde Mandel.«

Vater sagte nichts. Er hielt nur Mutter, die schwer zitterte, im Arm.

»Das war ...«, sagte sie, »ein kleiner weißer Zahn.«

Jetzt zitterte Vater auch, mit Mutter im Arm. Manchmal, wenn Mutter vom Schlimmen erzählte, weinte sie. Aber jedes Mal weniger und weniger, wenn sie es immer wieder mal erzählte.

Dann sagte Vater immer: »Jetzt nehmen wir ein Fußbad.« Ein Fußbad ist prima nach dem Schlimmen. Zehn Liter warmes Wasser, zwei Teelöffel Salz, ein Teelöffel Rosenöl. Und so saßen sie auf ihren Stühlen, jeder mit einer Zinkwanne. Mutter hatte breite Bauernfüße. Vater hatte Frauenfüße, schmale, grazile.

»Gott hat gepfuscht«, sagte meine schwermütige Mutter, »und uns die falschen Füße anmontiert.«

»Aber zusammen sind wir doch klasse«, sagte Vater ausgelassen und wedelte fröhlich mit seinen Zehen.

Aufmerksam und genau wahrnehmen

Großvater verstand sich gut auf andere Menschen. Wie machte er das? »Eine Voraussetzung ist«, sagte er, »dass die Welt des anderen deutlich und greifbar wird. Bitte den anderen, seine Welt so genau wie möglich zu beschreiben.«

Ich dachte an ein Buch des Schriftstellers und Diplomaten Harald Nicolson, in dem es um die Friedensverhandlungen nach dem Ersten Weltkrieg geht. Während eines Essens in Paris, so erzählt Nicolson, traf er Marcel Proust.

> Proust war da. Leichenblass, unrasiert und schmutzig. Später am Abend legte er sich seinen Pelz um und kauerte auf seinem Stuhl. Er trank zwei Tassen Kaffee ohne Sahne und sprach völlig normal und sachlich. Er wollte wissen, wie die Komitees funktionieren. Ich sagte: »Wir treffen uns für gewöhnlich um 10 Uhr, unsere Sekretäre sind mit dabei …« Proust protestierte: »Nein, nein, nicht so schnell. Fangen Sie noch einmal von vorn an. Sie fahren mit dem Auto zur Delegation. Sie steigen am Quai d'Orsay aus. Sie gehen die Treppe hoch. Sie gehen in den Saal. Und dann? Präziser bitte, lieber Freund, bitte präziser!« Ich berichte ihm über alles: über die falsche Herzlichkeit, die das Ganze umhüllt, über die Karten, das Rascheln der Papiere, vom Tee, der immer im Zimmer nebenan serviert wird, und vom Kuchen.

»Verstehst du«, sagte Großvater, »wenn man sich für etwas interessiert, sich schamlos *und* von ganzem Herzen interessiert – und nicht herzlos und kalt, das ist ein entscheidender Unterschied –, dann sieht man die Details immer deutlicher. Und schlagartig wird es so wie bei Hesekiel, als er vom Tal der verdorrten Gebeine erzählt: Gott bringt die Knochen mit Atem und Geist wieder zum Leben. Das Gefühl für Wirklichkeit ist etwas Besonderes, man bekommt es wohl nur, wenn man den Dingen nahe kommt und ihnen genau auf den Grund geht.«

Kerstin Ekman schrieb in ihrem Buch *Der Wald. Eine literarische Wanderung*:

> Diejenigen, die uns Wesentliches gelehrt haben über das, was um uns herum lebt und wächst, haben sich hinuntergebeugt und genau und gründlich hingesehen. Vor allem hatten sie es nicht eilig. Ein Forscher muss Geduld haben, einen ruhigen Sinn und einen gebührenden Lebensunterhalt. Er muss über lange Zeit hin und nicht zu hastig Beobachtungen anstellen, wie Linné es 1739 in seiner Rede *Über Merkwürdigkeiten bei den Insekten* ausgedrückt hat.

Das Gleiche gilt, wenn man sich über Menschen klar werden möchte. Dazu braucht man viel Neugier, Geduld und Zeit.

Information des schwedischen Ärztebundes:

> Im Jahr 2000 führte eine Arbeitsgruppe des schwedischen Ärztebundes eine Umfrage bei fünf Prozent der Mitglieder, die nach dem Zufallsprinzip ausgewählt wurden, durch. Die Fragen betrafen unter anderem Aufbau und Struktur der Einrichtungen, in denen die Ärzte arbeiteten, Verteilung der Zuständigkeiten und Verantwortlichkeiten, Möglichkeit der Beeinflussung und Gestaltung der eigenen Arbeit sowie Zufriedenheit bei der Arbeit und in der Freizeit. Die hohe Umfragebeteiligung (85 Prozent) sowie die vielen Kommentare über die eigene Arbeitssituation sind Belege dafür, dass die Befragung sehr ernst genommen wurde.
>
> Die Umfrage zeigte ein in weiten Teilen erschreckendes Bild des Arbeitslebens der Ärzte. Die Hälfte aller Ärzte fühlt sich nach der Arbeit oft oder sogar sehr oft psychisch erschöpft. Fast jeder vierte Arzt erlebt wegen der Arbeit oft oder sehr oft Perioden von Müdigkeit und Niedergeschlagenheit … Ganze 58 Prozent der antwortenden Ärzte meinten, sie müssten oft oder sehr oft unter unakzeptablem Zeitdruck arbeiten. Zusammenfassend lässt sich als Ergebnis der Umfrage feststellen, dass unakzeptabler Zeitdruck in Kombination mit sehr verantwortungsvoller Arbeit und Mangel an Möglichkeiten der

> Beeinflussung der eigenen Arbeitssituation vielen Ärzten Schaden zufügt.

Der Leiter eines der größten Krankenhäuser Schwedens hielt eine leidenschaftliche Rede vor seinen Angestellten: Es seien schwere Zeiten – es gebe weniger finanzielle Mittel –, man müsse noch effektiver werden. Und das sei möglich, sagte er. Es gäbe noch immer etwas Luft nach oben.

Eine Krankenschwester zeigte auf, heftig winkend. Sie sei verwirrt, sagte sie. Ohne Luft sterbe man doch, oder?

Aus dem Bericht »Das Gesundheitswesen – eine Dienstleistungsbranche mit Potenzial für Steigerung der Effektivität«:

> Gesundheits- und Pflegewesen sind Branchen mit geringer Produktivität. Das wurde schon 2003 in einer Langzeitstudie festgestellt. (SOU 2004/19) Nach der amtlichen Bevölkerungsprognose des Statistischen Zentralamtes (SCB) wird in Schweden die Anzahl der Älteren in der Gesellschaft ab 2015 stark ansteigen … Diese Veränderungen in der Bevölkerungsstruktur werden zu einem Sinken der Steuereinnahmen ab 2015 führen. Wenn sich das

aktuelle Finanzierungssystem und die Höhe der Steuern nicht ändern, werden zwischen 2005 und 2030 die Staatseinnahmen nur um 0,6 Prozent pro Jahr steigen. Diese Entwicklung, bei der die Nachfrage schneller steigt als die Finanzierungsmöglichkeiten, wird wahrscheinlich einen starken Anreiz zur Entwicklung von Methoden bieten, die mehr Produktivität im Gesundheits- und Pflegewesen versprechen.

Die Geschichte vom Trommeln und Rasseln

John ist Neurowissenschaftler. Er misst die Hirnfunktionen bei schwer hirngeschädigten Patienten und analysiert die Daten mit statistischen Methoden. Vorsichtig zieht er daraus Schlüsse und geht sorgfältig auf mögliche Einwände gegen seine Ergebnisse ein. Seine Aufsätze werden in führenden neurowissenschaftlichen Fachzeitschriften veröffentlicht. Er könnte noch viel mehr publizieren, würde er nicht so viel Zeit mit den Hirngeschädigten verbringen. Warum macht er das? Er kann es nicht erklären.

Stattdessen erzählt er von seinen Versuchen, die Mauer zu überwinden, die diese Menschen wie ein Kerker umgibt. »Man muss Geduld haben«, sagt er. »Man muss mit ihnen zusammen sein und auch auf die allerkleinsten Veränderungen achtgeben. Zum Beispiel eine fast unmerkliche Reaktion in den Augen, die zeigen kann, dass man etwas erreicht hat.«

Wie vor einiger Zeit, als er lange am Bett einer jungen Lehrerin gesessen hatte, die einen schweren Hirnschaden erlitten hatte, als sie in ein diabetisches Koma gefallen und zu spät gefunden worden war. Seitdem hatte niemand mehr Kontakt zu ihr bekommen. Doch eines Tages passierte etwas, als er dasaß und mit den Fingern trommelte, wie man es manchmal tut, wenn die Zeit so langsam vergeht, wie eine Schnecke kriecht. Etwas geschah mit dem Körper der jungen Frau, es gab eine Anspannung, nur einen Moment. Und als er wieder trommelte, geschah das Gleiche. Auch beim dritten Mal. Aber nicht beim vierten.

Als er das nächste Mal zu ihr ging, nahm er eine kleine Holzrassel mit. Er legte sie ihr in die Hand, die nicht völlig gelähmt war, und zeigte ihr, wie sie damit rasseln konnte. Dann ließ er ihre Hand los und wartete. Lange saß er an ihrem Bett und trommelte mit den Fingern. Und vielleicht kam sie wieder, die kleine Anspannung in ihrem Körper. Aber es kam kein Zucken, kein Zittern, nicht das leiseste Zeichen von Bewegung in ihrer Hand.

Tag für Tag gab er ihr die Rassel und zeigte ihr, wie sie sie anwenden konnte. Aber nichts geschah, nichts mehr als diese kleine Anspannung. Die Mauer, die sie umgab, war zu undurchdringlich. Doch eines Tages, als er vor ihrer Zimmertür ein Gespräch mit einer Krankenschwester führte, hörte er etwas. War das nicht …?

Er öffnete die Tür. Nein, ihre Hand lag vollkommen still. Er musste sich getäuscht haben. Er blieb noch lange stehen und lauschte, ohne ein Wort, ohne sich zu rühren. Er war bei ihr, mitten im großen Schweigen.

Es vergingen einige Tage, vielleicht Wochen. Eines Abends saß er wieder an ihrem Bett. Sie hatte die Augen geschlossen und atmete ruhig. Vielleicht schlief sie. Er hing seinen Gedanken nach, während er mit den Fingern zu trommeln begann. Plötzlich antwortete jemand. Ein kleines Rasseln kam. Das Trommeln und das Rasseln versuchten einander zu antworten. Ganz zaghaft, aber immerhin.

»Man darf sich nicht übereilen«, sagt John. »Das ist vielleicht die wichtigste Aufgabe heutzutage: sich nicht zu übereilen im Zeitalter der Hetze und Geschwindigkeit.«

Früher habe er geglaubt, es gäbe unüberwindliche Mauern. Er denke das nicht mehr, zumindest so lange nicht, wie es noch Leben gebe. Vielleicht irre er sich, sagte er. Vielleicht gebe es doch Kerkermauern. Aber auf alle Fälle nicht bei ihm. Er habe keine Mauern um sich.

Über die Geschwindigkeit

Großvater hatte ein schönes Buch, in dem ich gern blätterte. Es war ein Roman aus dem Jahr 1907 mit dem merkwürdigen Titel *La 628-E8*. In ihm schildert der französische Schriftsteller Octave Mirbeau eine Autofahrt durch Frankreich. Das Buch hat schöne Illustrationen des französischen Malers Pierre Bonnard, jemand, der viel über das Sinnliche wusste. Und über die Einsamkeit – aber das ist eine andere Geschichte. In der Einleitung preist Mirbeau die Geschwindigkeit:

> Das Gehirn (des Menschen) ist eine unendliche Strecke, in dem Gedanken, Bilder, Empfindungen brummen und daherrollen mit einer Geschwindigkeit von hundert Stundenkilometern. Hundert Stundenkilometer – das ist das Maß für seine Tätigkeit. Es saust wie ein Wirbelsturm, denkt wie ein Wirbelwind, fühlt wie ein Wirbelwind, liebt wie ein Wirbelwind, lebt wie ein Wirbelwind. Das Leben stürzt auf es zu und knufft es bald hierhin, bald dorthin …

Ich dachte an Rembrandts Bild seiner Geliebten Hendrickje, wie sie am Fluss badet und, schimmernd vor Seligkeit, ihr Hemdchen schürzt. Und man kann ihren Schoß nur ahnen, nicht mehr. Rembrandt hätte nie so malen können, wäre er ein Wirbelwind gewesen. Er malte sie mit der Aufmerksamkeit der Liebe, still und erstaunt.

So ist es auch bei einem Gespräch. Man muss den anderen aufmerksam wahrnehmen können, mit dem Verstand, den Gefühlen, den Sinnen. Wenn wir bei einem Gespräch Eile haben, wird der andere zu einem vorbeihuschenden Schatten. Wie kann man ein gutes Bild von einem Menschen bekommen, wenn man nicht still stehen bleibt?

Manchmal bekomme ich Lust, Menschen, die sich keine Zeit für ein Gespräch nehmen wollen, einen Text von Kerstin Ekman laut vorzulesen:

Ich misstraue den Nordic Walkern, die mit einem ins Nichts gerichteten Blick vorbeimarschieren. Sie nehmen es genau mit ihrem Körper und ihrer Gesundheit, aber sie nehmen sich nicht die Zeit, am Wegrand stehen zu bleiben, wo Königskerzen und Sonnenröschen blühen. Eines Tages halten zwei in ihrem Marsch inne und bringen ihr Missfallen an einer Durchforstung zum Ausdruck, die mein Mann vorgenommen hat. Er habe ihre Aussicht zerstört. Ihnen würde ich gern sagen: Du brauchst keine Aussicht. Du brauchst Einsicht. Hinunter ins Moos mit dir, Mensch. Sieh genau hin. Beug dich hinunter.

Der französische Philosoph Paul Virilio behauptet, die Geschwindigkeit sei der entscheidende Faktor in der Entwicklung der westlichen Kultur, wobei die höhere Geschwindigkeit immer über die niedrigere siege.

Erst kam die Revolution des Transportwesens. Nachdem der Mensch auf dem Pferderücken galoppiert und mithilfe der Meereswinde gesegelt war, steigt er in Fahrzeuge ein: Züge, Autos, Flugzeuge. Und er reist, eingeschlossen in eine Hülle, aus der er die umliegende Welt nur in Form von Bildern wahrnimmt. Die übrigen Sinne werden nicht mehr angesprochen. Kein Regen, der über das Gesicht strömt. Kein Wind, der das Haar zerzaust. Keine lieblichen Düfte von blühenden Wiesen. Keine Berge, die einem Muskelkater bereiten, wenn man sie besteigt, und keine Ebenen, die man fliegenden Schrittes durcheilen kann.

Dann kam die Revolution der Übertragungsmedien. Mithilfe von Telefon, Radio, Fernsehen und Internet kommt man blitzschnell in Kontakt zu den fernsten Ländern. Man bewegt sich im Cyberspace, jede körperliche Bewegung ist überflüssig.

Die Geschichte der Geschwindigkeit, schreibt Paul Virilio, sei nicht nur beeinflusst durch verschiedene technische Erfindungen, sondern auch durch die Entwicklung der Lebewesen. Wie entwickelt sich der Mensch in der Hochgeschwindigkeitsgesellschaft? Wie wird er beeinflusst durch die ständige Hetze? Was macht es mit ihm, dass immer nur einige seiner Sinne angesprochen werden? Wie beeinflusst das seine Fähigkeit, Gespräche zu führen?

Wenn man ständig in Bewegung ist, ist es schwer, wirklich im Hier und Jetzt zu sein. Wie soll man da ein Gespräch führen?

Viele Menschen haben den Wunsch, wirklich präsent zu sein, die Gegenwart eines anderen Menschen tief und stark zu erfahren. Vielleicht werden heutzutage deshalb so viele Kurse angeboten mit dem Ziel, das Gefühl zu stärken, präsent zu sein. Eine bekannte Methode ist das Achtsamkeitstraining, das der Molekularbiologe Jon Kabat-Zinn in den 1970er-Jahren entwickelt hat und das auf buddhistische

Wurzeln zurückgeht. Es besteht aus einem acht Wochen langen Gruppentraining und 45-minütigen Übungen, die täglich zu Hause durchgeführt werden sollen. »Es gibt viele Beweise«, schreibt die Psychiaterin Marie Åsberg in einem Artikel in der schwedischen Ärztezeitung, »dass Achtsamkeitstraining positive Auswirkungen auf die Gesundheit hat, vor allem, was psychologische, aber auch, was gewisse körperliche Funktionen anbelangt. Viele der wissenschaftlichen Studien haben jedoch offensichtliche Qualitätsmängel.« So gibt es auch noch keine Studien über Langzeiteffekte und über die Wirkung von Achtsamkeitsmeditation auf die Fähigkeit, gute Gespräche zu führen.

Åsberg fügt noch eine interessante Beobachtung hinzu: »Häufig wird davon berichtet, dass es gestressten Menschen sehr schwerfällt, sich Zeit für die Teilnahme an einem Achtsamkeitstraining zu nehmen – selbst dann, wenn ein solches Training ihren Stress mindern könnte. Als neulich ein solcher Kurs am Karolinska Institutet angeboten wurde, war Zeitmangel ein häufiger Grund dafür, den Kurs nicht zu belegen oder ihn vorzeitig zu beenden.«

»Man kann den Eindruck bekommen«, sagte Großvater, als wir miteinander sprachen, »dass die moderne Gesellschaft ganz schön raffiniert ist. Wenn der Wohlstand den Menschen Schaden zufügt, baut man Fitnessstudios, in denen sie trainieren können. Wenn sie sich gestresst fühlen und Schwierigkeiten haben, im Hier und Jetzt zu leben, arrangiert man Meditationskurse. Man flickt und repariert.

Anstatt auf das Grundlegende zu schauen und gründlich und genau darüber nachzudenken: Ist diese Gesellschaft mit ihrem rasenden Tempo eigentlich noch zu retten?«

Zeit für das gute Gespräch

Der Reformpädagoge Hartmut von Hentig schrieb: »Das Gespräch müssen die Pädagogen nicht in die Welt einführen; es ist doch da. Nichts tut der Mensch so ausgiebig wie reden, und natürlich redet er meistens mit anderen, nur selten mit sich selbst. Aber nicht jedes Miteinander-Reden ist ein Gespräch. Und oft sieht es nur so aus, als ob man miteinander rede. Meist redet einer zu vielen, die keine Möglichkeit haben zu antworten. Das nimmt im Zeitalter der gesellschaftlichen Organisiertheit und der Medien zu.«

Und er erwähnte eine Untersuchung, nach der am Ende des 19. Jahrhunderts 90 von 100 Wörtern an eine Person gerichtet waren, die restlichen 10 Prozent allgemeine Mitteilungen waren. Heutzutage ist es genau umgekehrt: Nur 10 Prozent des Gesagten richten sich an eine bestimmte Person.

Offensichtlich gibt es in unserer Gesellschaft immer weniger Platz für gute Gespräche. Für von Hentig war die Schule ein wichtiger Faktor bei dieser Entwicklung. Aber wie ist das möglich? Gibt es nicht weniger Kathederunterricht und mehr Gruppenarbeiten, Diskussionen und Projektarbeiten? Aber trotzdem: Wie oft hat man in der Schule eigentlich Zeit, gute gründliche Gespräche zu führen? Gespräche, bei denen man die Standpunkte gegenseitig sorgfältig prüft? Gespräche, bei denen man eigenen Gedankengängen folgen kann, auch wenn sie nicht direkt zum Ziel führen?

Unterricht wird heutzutage durch Zielvorgaben und strenge Zeitrahmen geprägt. Was Hochschulen und Universitäten betrifft, haben sich 47 europäische Länder auf Absprachen geeinigt, die die Mobilität und internationale Beschäftigungsfähigkeit der Staatsbürger fördern sollen. Das Ziel des sogenannten Bologna-Prozesses war, bis 2010 international einheitliche Hochschulabschlüsse eingeführt zu haben. Ein wichtiger Teil dieser Arbeit ist die Definition von spezifizierten, konkreten und messbaren Lernzielen, die die Studenten erreicht haben müssen, um ihren akademischen Abschluss zu erhalten. Natürlich sind definierte Lernziele wichtig und notwendig, doch bergen sie ein Risiko, vor allem, wenn die Ziele mit strengen Zeitrahmen gekoppelt werden. Man kann das Wichtigste im Bildungsprozess verlieren: die Offenheit, die Neugierde, die Lust, andere, neue Wege zu gehen, Wege, auf denen man sich vielleicht mitunter verirrt. Solche Wege können einen manchmal mehr lehren als die bereits markierten, auf denen man ein bestimmtes Ziel in vorgegebener Zeit erreicht.

Johannes Rau, der frühere deutsche Bundespräsident von 1999 bis 2004, zitierte gern eine alte jüdische Geschichte von einem Chassiden, der in Einsamkeit beten wollte und sich dabei in einem dichten, dunklen Wald verirrte. Er irrte eine ganze Woche umher, ohne den kleinsten Krumen Brot, was selbst für einen Chassiden nicht so einfach war. Doch nach sieben Hungertagen traf er einen anderen Menschen, einen wettergegerbten zerlumpten Kerl, der sich überhaupt keine Sorgen zu machen schien, sondern munter vor sich hinsummte.

»Guten Tag«, rief der Chassid. »Ich bin ein verirrter Chassid. Und wer bist du?«

Der Lumpenkerl sah ihn mit einem amüsierten Lächeln an und antwortete: »Ich bin auch ein Chassid. Und ich irre seit zehn Jahren im Wald umher.«

»Aber wie kannst du da so fröhlich sein?«, fragte der erste Chassid.

»Das ist einfach«, antwortete der Zerlumpte. »Ich habe so viel in diesen Jahren gelernt: so viele Wege, die garantiert nicht nach Hause führen.«

Die Geschichte von der Stemplerin aus Logroño

In Logroño regnet es. Es weht ein harter Wind. Doch sie wird dasitzen, die alte Maria, unter ihrem alten Feigenbaum, an einem stabilen Tisch mit einem Stempel, einem Stempelkissen, einem Füller und einem Gästebuch vor sich. Sie sitzt dort Tag für Tag, eine kleine, schmale Frau, mit munteren Eichhörnchenaugen, die fröhlich gegen die tiefen Falten in ihrem Gesicht protestieren. Und mit grauschwarzen Haaren, die sich auch nicht so richtig zurechtfinden mit der Würde des Alters und in alle Richtungen stehen.

Sie habe die beste Arbeit der Welt, sagt sie: Sie sei Gottes kleine Stemplerin. Sie erbte sie von ihrer Mutter Felisa, die 20 Jahre gestempelt hatte. Alles fing an, als ein Priester zu ihrem Haus kam, ein altes Steinhaus außerhalb von Logroño, mitten in den Weinbergen des Rioja-Gebietes, direkt am Jakobsweg, der die Pilger nach Santiago de Compostela führt. Er sagte, dass man einen »Credencial«, einen offiziellen Pilgerpass, geschaffen habe, der an den Stationen des Pilgerweges gestempelt werden müsse, sodass nur diejenigen, die es wirklich verdient hätten, ihre rechtmäßigen Segen in Santiago erhielten. Als ob unser Herrgott nicht selbst herausfinden könnte, wer schummelt, dachte Felisa. Er hat sich wohl etwas anderes gedacht. Und das war es, was sie als seine Stemplerin herausfinden wollte.

Als Felisa nach 20 Jahren Stempeldienst starb, bekam Maria ihren Stempel. Felisa hatte ihn von einem Pilger aus Madrid geschenkt bekommen. Er hatte sich im Feigenbaumschatten ausruhen dürfen und ein Glas frisches Wasser, ein paar süße Feigen und ein gutes Stück ihrer Zeit für ein Gespräch bekommen. Genau wie alle anderen, die das brauchten, wenn sie hier vorbeikamen. Auf dem Stempel stand: »*Felisa, Higos, Agua y Amor* (Felisa, Feigen, Wasser und Liebe).«

Nun ist es Maria, die stempelt und Erfrischungen und kühlen Schatten anbietet, während sie Gespräche mit den

Pilgern führt. Genau wie ihre Mutter. Und sie hört alle Geschichten an, die Geschichten der Sehnsüchtigen, der Suchenden, der Verzweifelten und der Verirrten. Sie hört aufmerksam zu, Tag für Tag, bevor sie langsam und genau stempelt, als würde sie jedes Mal zum ersten Mal stempeln. Und sie bläst den Stempelabdruck trocken, sodass jede Linie deutlich bleibt. Dann schreibt sie das Datum daneben und wünscht jedem Wanderer eine gute Reise.

Manchmal bekommt sie die Frage, ob es nicht langweilig sei, stundenlang unter dem Baum am Tisch zu sitzen, ohne dass jemand vorbeikommt. Es gibt solche Tage, vor allem wenn ein kalter Wind geht und es regnet.

»Man muss halt über die Geschichten nachdenken«, sagt sie.

Sehnt sie sich nicht danach, selbst den Weg nach Santiago de Compostela zu wandern?

»Eine Stemplerin wandert da ständig«, antwortet sie, »bei jedem Stempel, und zum Schluss auf Tausende verschiedene Weisen.« Während sie lächelt und ihre Augen beinahe verschwinden zwischen den Falten.

Die bedrohte Körperlichkeit

Immer mehr leben wir in einem Raum, der Cyberspace genannt wird. Wir sehen Bilder, wir hören Stimmen. Aber was riechen wir? Was spüren wir auf der Haut? Das feine Zusammenspiel von Augen, Klang der Stimme und

Bewegungen? Die Menschen, die wir im Cyberspace treffen, erleben wir nur mit wenigen Sinnen. Obwohl wir sie dort sehen und hören, sind wir weit von ihnen entfernt. Unsere Körper befinden sich nicht im selben Raum. Wie beeinflusst uns die zunehmende Unkörperlichkeit? Hat sie Folgen für das Gespräch, für unsere Fähigkeit zu verstehen?

Wenn wir miteinander sprechen, geschieht das nicht durch bloße Worte. Wir haben unsere Stimme, die ihren Klang ändert, je nach Gesprächspartner und Gesprächsthema. Unsere Augen können wie geschlossene Stahltüren oder brennende Schweißflammen wirken oder wie Quellen menschlicher Wärme, an denen ein fröstelnder Mensch sich wärmen kann. Und unsere Körper können still stehen oder sich bewegen – voneinander weg oder aufeinander zu. Wenn wir miteinander sprechen, können wir uns gegenseitig berühren, hart oder liebevoll.

Wir werden auch beeinflusst von den Düften unseres Atems und unserer Körper. Man will gern weg von einem Menschen, der übel riecht, während man Lust bekommt, an einem zu schnuppern, der gut duftet. Vielleicht strömen wir verschiedene Düfte aus bei unseren verschiedenen Gesprächen, wer weiß. Vielleicht gibt es Düfte der Liebe und des Hasses, der Angst und des Vertrauens. Und wenn uns etwas gleichgültig ist, haben wir vielleicht nur unsere üblichen Körperdüfte, ansonsten duften wir überhaupt nicht.

Man hat lange geglaubt, dass Menschen mikrosmatisch sind: dass wir Gerüche schlecht wahrnehmen – im Gegensatz zu Tieren. Man hat gesagt, dass wir vor allem von Augen und Ohren gelenkt werden, wenn wir uns in der Welt orientieren und Gemeinschaft mit anderen Menschen suchen. Neue neurowissenschaftliche Forschungsergebnisse haben jedoch gezeigt, dass die Geruchswahrnehmung, die Olfaktion, auch bei Menschen eine bedeutende Rolle spielt. Duftsignale bewirken biologische und gefühlsmäßige Reaktionen, selbst wenn wir den Duft gar nicht bewusst wahrnehmen. Denn die Zellen, die in der Nase den Geruch registrieren, schicken Signale nicht nur zum Neocortex, dem Teil des Gehirns, der für die bewusste Wahrnehmung verantwortlich ist, sondern auch zum limbischen System, dem Ort der Erinnerungen und der Gefühle, und manchmal sogar nur dorthin.

Es gibt Duftstoffe, sogenannte Pheromone, die der Mensch im Bereich seiner Geschlechtsorgane und Achselhöhlen aussondert. Die Bezeichnung kommt aus dem Griechischen: *pherein*, tragen und *horman*, wecken. Man bezweifelte lange, dass der Mensch wie die Säugetiere ein kleines Wahrnehmungsorgan für Pheromone in seiner Nase habe. Aber inzwischen gilt es als bewiesen: Wir nehmen Pheromone wahr, wenn auch unbewusst. Sie können eine sexuelle Anziehung zwischen zwei Menschen schaffen. Wenn beispielsweise ein heterosexueller Mann die Pheromone einer Frau wahrnimmt, ganz unbewusst, steigt der Spiegel seiner männlichen Geschlechtshormone an. Erwiesenermaßen tragen Pheromone auch zur Bindung zwischen Mutter und Kind bei. Vielleicht – die olfaktorische Forschung ist, was

Menschen anbelangt, immer noch in ihren Anfängen – gibt es noch andere Dufthormone, die uns beeinflussen können, beispielsweise während eines Gesprächs.

Denn wie kann es kommen, dass man manchmal sofort Sympathie für einen anderen Menschen empfindet? Kann der Körpergeruch dabei eine Rolle spielen? Oder hat es etwas mit der Körperhaltung zu tun, der Art, wie man sich bewegt? Oder sind es die Augen? Gute warme Augen bewirken, dass die Bereitschaft, sich zu öffnen, größer wird. Und die Stimme? Es gibt Stimmen, die einen sofort bezaubern. Alles, alle Sinneseindrücke, die bewussten wie die unbewussten, scheinen uns zu beeinflussen. So kann man sich fragen: Kann man einen anderen Menschen wirklich verstehen und sich in ihn einfühlen, wenn man sich im Cyberspace trifft, wo nur ein Teil der Sinne zur Anwendung kommt?

Die Geschichte vom Gefängnisarzt und den Spiegelneuronen

Ende der 1980er-Jahre verließ der junge italienische Arzt Vittorio Gallese die Luftwaffe. Er war einer der wahrhaft Neugierigen und wollte an seiner alten Universität in Padua forschen. Obwohl es keine Stelle als Forscher für ihn gab, begann er trotzdem zu forschen, ohne Lohn. Seinen Lebensunterhalt verdiente er nachts und am Wochenende als Gefängnisarzt.

Er betreute die Gefangenen gut und war engagiert. Warum ist er so?, fragten die Gefängniswärter. Warum kümmerte er sich so um die Gefangenen, sogar um die Mörder? Als Arzt sei es seine Aufgabe, zu helfen und nicht zu verurteilen, erwiderte Gallese. Das ginge einfacher, wenn er dabei so wenig wie möglich über die Vorgeschichte der Gefängnisinsassen wüsste. Aber in den meisten Fällen ließe es sich nicht vermeiden, etwas über Gefangene zu erfahren. Denn Massenmedien liebten es, sich in Schilderungen von Verbrechen zu wälzen. Doch selbst, wenn er einen Mörder treffe, von dem er wüsste, dass er seine Opfer in ätzender Säure aufgelöst hatte, geschehe etwas Merkwürdiges: Irgendwie könne er sich dennoch in ihn einfühlen.

In einem Interview sagte Gallese später: »Aber diese Männer standen mir in Fleisch und Blut gegenüber, sprachen von ihren Frauen, hatten eine persönliche Geschichte, wie ich. Es waren keine ganz anderen Wesen. Und nicht zuletzt teilten wir eine Umgebung. Sieben Türen schlossen sich hinter mir auf dem Weg von der Straße bis in mein Büro; ich wusste genau, wie es ist, wenn man von der Außenwelt weggesperrt ist.«

Tagsüber forschte Gallese zusammen mit Giacomo Rizzolatti, Leonardo Fogassi und Luciano Fadiga. Sie versuchten zu verstehen, wie das Hirn die Muskelbewegungen steuert, und führten dazu Versuche mit Affen durch. Sie fanden heraus, dass man jedes Mal, wenn sich ein Affe nach Erdnüssen ausstreckte, eine Aktivität in dem Teil des Affenhirns feststellen konnte, der die »Kommandozentrale« für die Bewegungen war. Und jedes Mal ertönte dann auch ein kleines Knattern aus dem Messgerät.

Und so kam der Tag, an dem Gallese selbst nach ein paar Erdnüssen griff. Das Messgerät gab das typische Knattern von sich, obwohl der Affe vollkommen still dasaß. Er starrte nur auf Galleses Hand. Das muss eine Fehlregistrierung sein, glaubten die Forscher. Doch als Gallese seine Bewegung wiederholte, geschah es wieder: Man hörte das kleine Knattern. Das war äußerst merkwürdig: Der Affe hatte sich in Gallese eingefühlt. Und das Affenhirn wurde aktiv, als ob das Tier seine eigene Hand bewegt hätte.

Sie hatten durch Zufall eine sensationelle Entdeckung gemacht: die Spiegelneuronen. Und sie fanden heraus, dass die Neuronen nicht nur durch die Bewegungen anderer aktiviert werden. Sie erfassen auch die Absicht einer Bewegung, ob jemand beispielsweise nach einer Tasse greift, um daraus zu trinken oder um sie vom Tisch zu räumen. Die Spiegelneuronen erhalten nämlich gleichzeitig eine Menge Informationen von anderen Hirnbereichen. Und die Forscher entdeckten, dass nicht nur Affen diese merkwürdigen Nervenzellen haben. Auch Menschen haben sie, sogar mehr als jede andere Spezies.

Die ersten Spiegelneuronen wurden in dem Teil des Gehirns gefunden, der die Bewegungen kontrolliert. Später fand man Spiegelneuronen auch in Bereichen, die für Hautempfindungen zuständig sind. Wenn wir sehen, wie jemand gestreichelt wird, wird der Teil unseres Gehirns aktiv, der geweckt wird, wenn wir selbst gestreichelt werden. Wir haben auch Spiegelneuronen in Hirnbereichen für Gefühle. Wenn unser Gesprächspartner lacht, kommt unser Lachzentrum in Gang. Wenn jemand Schmerzen hat, wird unser Schmerzzentrum aktiviert. Aber unser Gehirn weiß, dass es die Schmerzen eines anderen sind, weil keine Schmerzsignale vom eigenen Körper registriert werden. Es sind die Spiegelneuronen, die uns zu warmen, mitfühlenden Menschen machen, zu Menschen, die Empathie empfinden können.

Spannend ist, so hat Gallese herausgefunden, dass die Sinneswahrnehmungen eine wichtige Rolle für die Spiegelneuronen zu spielen scheinen, zum Beispiel, ob man einen Menschen von Angesicht zu Angesicht trifft oder über einen Bildschirm. Spiegelneuronen werden weniger aktiv, wenn man nur sieht und hört. Wenn man im Internet chattet, kommen sie manchmal überhaupt nicht in Gang. »Und das muss starke Auswirkungen auf unsere sozialen und geistigen Fähigkeiten haben«, sagt Gallese, »der soziale Verstand (hat sich) während der Evolution für direkte, nicht für virtuelle Begegnungen ausgeprägt.« Menschen sind für direkte Begegnungen geschaffen, nicht für unkörperlichen Umgang im Cyberspace. Was passiert in einer Zeit, in der die körperlichen Begegnungen immer seltener werden?

Und wie ist das in unseren Krankenhäusern? Die Zeit, die Ärzte und Krankenschwestern am Patientenbett verbringen, hat sich drastisch verkürzt. Ebenso die Zeit für Gespräche mit den Patienten. Ärzte wie Pflegepersonal verschanzen sich heutzutage hinter ihren Computern. Was geschieht mit ihnen? Können Spiegelneuronen schrumpfen, wenn der Cyberspace sich mehr und mehr ausbreitet?

Die Geschichte von Aaron, der zuerst nichts verstand

Er wurde am 19. Dezember 1923 in New York geboren, ein jüdischer Junge, der den Namen Aaron bekam, Aaron Antonovsky. Vielleicht wuchs er auf in einem der Stadtviertel mit den hohen Mietshäusern, wo das Licht nur schwer bis zum Boden drang. Außer im Herbst, da gab es überall ein schimmerndes grünes Licht. Es kam von den Laubhütten, die man auf den Treppenabsätzen in den Feuertreppen errichtete. Die Menschen wohnten in ihnen während des gesamten Laubhüttenfestes, sieben ganze Tage, ein Tag für jedes Jahr Wüstenwanderung. Man feierte, dass Moses' Volk endlich an sein Ziel kam, in ein Land, wo es Kornfelder und Wein gab und wo der Tau vom Himmel fiel. Vom Himmel in New York dagegen fiel nur Ruß. Und der Himmel war weit, weit weg, trotz aller Wolkenkratzer.

Aaron war 18 Jahre alt, als die USA in den Zweiten Weltkrieg eintraten. Und natürlich wurde er Soldat, sein Volk stand vor der Vernichtung. Die Wüstenwanderung war zu einer Wanderung in die Gaskammern geworden. Nach dem Krieg studierte er Soziologie. Vielleicht konnte die Soziologie das Schlimme erklären.

Er machte schnell Karriere: 1955 promovierte er in Yale, einer der besten Universitäten in den USA. 1956 wurde er Forschungsleiter im Antidiskriminierungsausschuss in New York. 1959 bekam er eine Gastprofessur an der Universität in Teheran. Die Auszeichnungen fielen vom Himmel wie das Manna während der Wüstenwanderung. Aber es war eine Wanderung, das war ihm bewusst. Und was war das Ziel der Wanderung? Anzukommen.

Also zog er nach einem Jahr in Teheran mit seiner Frau nach Jerusalem. Er bekam eine Stelle am Institut für Praktische Sozialforschung und lehrte an der Hebräischen Universität von Jerusalem. Er fühlte sich zu Hause, forschte intensiv und publizierte seine Ergebnisse.

1970 hatte er die Studie abgeschlossen, in der er untersucht hatte, wie Frauen aus unterschiedlichen ethnischen Gruppen in Israel mit dem Klimakterium zurechtkamen. Eine der Gruppen bestand aus zentraleuropäischen Frauen, die 1942 zwischen 19 und 28 Jahre alt gewesen waren.

Am 20. Januar 1942 trafen sich 15 hochrangige Nazis unter der Leitung des SS-Obergruppenführers Reinhard Heydrich in einer Villa am Wannsee bei Berlin. Ziel der Konferenz war es, die »Endlösung«, die Deportation und Vernichtung der gesamten jüdischen Bevölkerung Europas in die Vernichtungslager, zu organisieren und zu koordinieren. Und man einigte sich. Man beschloss den systematischen Mord an einem ganzen Volk.

Antonovsky stellte eine Zusatzfrage an die zentraleuropäischen Frauen: ob sie Häftlinge in einem KZ gewesen seien.

51 Prozent der Frauen, die diese Frage verneinten, hatten sich gut an das Klimakterium angepasst und waren in guter psychischer Verfassung. Während nur 29 Prozent der Frauen, die das KZ überlebt hatten, eine gute psychische Gesundheit aufwiesen.

Dieses Ergebnis entsprach auf den ersten Blick den Erwartungen: Natürlich geht es denen, die das Schlimme erlebt haben, schlechter als Frauen, die von solchen Erlebnissen verschont wurden. Aber für Antonovsky war ein anderes Ergebnis bedeutsamer: Er konnte einfach nicht begreifen, wie 29 Prozent der Frauen, die die Vernichtung ihrer Angehörigen, auch ihrer eigenen Kinder, hatten erleben müssen, die jede Nacht den Feuerschein gesehen hatten, der den Himmel über den Krematorien rot färbte, wie Menschen, die so etwas erlebt hatten, nach dem KZ überhaupt so etwas wie Freude am Leben spüren konnten. 29 Prozent, fast ein Drittel? Was vermag Menschen auch im Zustand der äußersten Schutzlosigkeit zu schützen? Das wollte, das musste er verstehen. Das war seine Aufgabe. Wie können Menschen ein gutes Leben haben, obwohl es den Tod und das Böse gibt?

Im Leben jedes Menschen geschieht Furchtbares. Dass jemand stirbt, ist schlimm. Oder dass man selbst sterben wird. Oder dass man schwer erkrankt. Oder dass einen jemand, den man liebt, verlässt. Es gibt viel Schlimmes. Es gehört zum Menschenleben. Kein Mensch kann ihm entgehen. Doch wir bewältigen es auf unterschiedliche Weise.

Als Aaron Antonovsky erforschte, wie Menschen sich verhalten, fand er heraus, dass diejenigen, die Schicksalsschläge gut bewältigen konnten, etwas gemeinsam hatten: ein »starkes Gefühl, dass alles zusammenhängt«, ein Kohärenzgefühl, ein starkes, beständiges und alles erfassendes Lebensvertrauen. Es beruhte auf drei Komponenten:

- Der Verstehbarkeit, dass das, was in uns und um uns herum passiert, erklärbar ist,
- der Handhabbarkeit und Bewältigbarkeit, dass man die Fähigkeiten hat, das zu verkraften, was einem geschieht,
- und dem wohl wichtigsten: dem Gefühl von Bedeutsamkeit und Sinnhaftigkeit, bei dem wir erleben, dass das, was wir tun, sinnvoll ist, dass das Leben der Mühe wert ist.

Über die Anschaulichkeit

Wie können wir das begreifen, was in uns und um uns herum geschieht? Wir können uns Kenntnisse und Einsichten darüber beschaffen. Es gibt einen starken angeborenen Trieb in uns Menschen, das zu tun. Kinder fragen mit einer Lust »warum«, die einen Erwachsenen müde oder heiter machen kann, abhängig davon, ob es ihm gelungen ist, den eigenen Wissensdurst zu bewahren. Menschen, denen das gelungen ist, diese besondere Gruppe, die der schwedische Naturforscher Linné »Curieux«, die Neugierigen, nannte, werden oft Forscher. Oder Künstler, Lehrer,

Gärtner, Ärzte oder etwas anderes. In allen Berufen gibt es Menschen, die ihre Arbeit als »ein permanentes Abenteuer« erleben, wie die polnische Dichterin Wisława Szymborska in ihrer Rede zur Nobelpreisverleihung sagte. »Auch in Schwierigkeiten oder Niederlagen erlischt ihre Neugier nie. Sobald ein Problem gelöst ist, stellt sich ein Schwarm neuer Fragen ein. Inspiration, was auch immer sie sei, entsteht aus einem fortwährenden ›Ich weiß nicht‹.«

Das Gespräch ist eine Methode, Kenntnisse zu vermitteln. Es gibt eine Menge anderer Arten, Wissen zu erlangen: durch Bücher, Zeitungen, Filme, Radio, Internet und wenn man forscht. Diese Methoden setzen eine aktive Wahl voraus, man greift nach einem Buch, man schlägt die Zeitung auf und so weiter. Natürlich entscheidet man sich auch, ein Gespräch zu führen, besonders, wenn man es selbst beginnt. Aber man kann auch einfach hineingeraten. Jemand fängt an, mit einem zu reden, jemand sagt etwas, was die Neugier weckt.

Psychologen haben entdeckt, dass es zwei Sorten von Menschen gibt, diejenigen, die eine »äußere Kontrollinstanz« haben, und die, die eine »innere Kontrollinstanz« besitzen. Die erste Gruppe erlebt, dass ihr Leben von Mächten gesteuert wird, die außerhalb ihrer Kontrolle liegen. Sie fühlen sich machtlos und ausgeliefert. Sie werden heimgesucht von Schicksalsschlägen, geraten in Schwierigkeiten. Niemals ist etwas ihre Schuld, sie können nie etwas dafür. Sie sind einem Schicksal ausgeliefert, das unerbittlich und unbegreiflich ist.

Diejenigen, die eine innere Kontrollinstanz besitzen, werden zwar auch von Krankheit und Verlusten getroffen, erleben aber, dass sie ihre Situation beeinflussen können. Wenn sie krank werden, suchen sie schnell den Arzt auf, sie beschaffen sich Kenntnisse über ihre Krankheit, lernen, was sie selbst tun können, um ihren Krankheitsverlauf zu beeinflussen. Selbst wenn die Krankheit tödlich ist, behalten sie auf eine verwunderliche Weise ihr Leben im Griff, solange sie noch am Leben sind. Ich werde niemals vergessen, was einer meiner Patienten sagte: »Natürlich, der Tod holt mich, aber ich bin es, ich, der stirbt.«

Es ist einfach, mit Menschen umzugehen, die überzeugt sind, dass sie ihre Schwierigkeiten meistern können. Es ist schwieriger, mit denjenigen umzugehen, die sich ausgeliefert fühlen, mit den Passiven und Resignierten, die nicht verstehen, dass das, was sie betroffen hat, begreiflich ist und verkraftet werden kann. Vielleicht ist das Gespräch die einzige Art, sie zu erreichen. Ein Gespräch, das ihnen Kenntnisse vermittelt und ihnen Lust darauf macht, mehr zu wissen.

Ich bin Ärztin und betreue Patienten mit Nierenkrankheiten. Ein Mensch mit schwerem Nierenversagen kann in einen schrecklichen Zustand geraten, bei dem er kaum noch Luft bekommt, so, als würde er in einem Meer ertrinken. In diesem Zustand will man nicht verstehen, man will nur Luft bekommen, Punkt, Schluss. Aber wenn man Hilfe bekommen hat und wieder atmen kann, ist es an der Zeit, das Geschehene zu begreifen. Und am besten schnell, bevor das Schlimme wieder geschieht, sodass man alles tun kann, um es zu verhindern.

Man kann dem Patienten eine Schrift geben, die alles sachlich und neutral erklärt. Oder so kann man erzählen. Man kann beschreiben, wie sinnreich unser Körper geschaffen ist. Beispielsweise der Wasserhaushalt des Körpers. Wir verlieren täglich mindestens einen Liter Wasser in Form von Urin, um alle Schlackstoffe ausscheiden zu können, die wir nicht brauchen, die uns sogar vergiften würden, wenn sie im Körper verblieben. Zudem verlieren wir Wasser durch die Atmung und über die Haut, ungefähr einen halben bis einen Liter pro Tag. Und die Wassermenge, die wir insgesamt verlieren, müssen wir täglich einnehmen, sonst trocknet unser Körper aus. Und ein ausgetrockneter Mensch wird schwach und fühlt sich nicht gut. Die Zunge klebt einem am Gaumen, man vergeht fast vor Durst, der Blutdruck sinkt. Der Durst ist der Ruf des Körpers: »Ich brauche Wasser!« Aber wenn man mehr als nötig trinkt, was passiert dann? Da besteht keine Gefahr, unsere sinnreichen Nieren schaffen alles. Wir produzieren einfach mehr Urin, das überschüssige Wasser wird ausgeschieden.

Man kann nur staunen darüber, wie gut alles funktioniert. Aber wenn die Nieren versagen, wird alles anders. Die kranken Nieren produzieren weniger und weniger Urin und zum Schluss überhaupt keinen. Und wenn man da mehr trinkt als den winzigen Liter, den man über die Haut und durch die Atmung verliert, sammelt sich das Wasser im Körper an, überall, erst in den Beinen, die anschwellen, und dann weiter und weiter hinauf. Auch im Blutkreislauf, sodass die Blutgefäße ausgedehnt werden und der Blutdruck ansteigt. Und das Herz, unser fleißiges Herz, das Tag und Nacht schlägt, muss sich mehr und mehr anstrengen. Nun muss es so viel mehr Blut pumpen. Und da kann es passieren, dass es schrecklich müde wird und die Kraft verliert.

Wenn das Herz versagt, pumpt es nur noch schwach. Dann staut sich das Blut in den Blutgefäßen, die von den Lungen zum Herz kommen. Der Druck in den Lungengefäßen wird dadurch so hoch, dass Wasser durch die Gefäßwände gepresst wird, Wasser, das die Lungen füllt. Und man hört ein Röcheln und Brodeln, als würde man ertrinken. Man bekommt keine Luft. Und statt Schreien quillt rosafarbener Schaum aus dem Mund.

Schauen wir uns nicht um, wenn wir über die Straße gehen? Hüten wir uns nicht davor, allzu nahe an einen Steilhang zu gehen? Vermeiden wir es nicht, uns unnötigen Risiken auszusetzen, weil wir leben wollen? Wie kann man dann zu viel trinken, wenn man nierenkrank ist?

Man kann jemandem natürlich alle diese Zusammenhänge vermitteln. Aber Informationen sind von geringem Wert, wenn man sie nicht aufnimmt. Nur das, was wir in uns aufnehmen, kann unsere Gedanken, unsere Gefühle, unsere Handlungen beeinflussen, sodass wir gut und sinnvoll reagieren können. Als Arzt vermittelt man seinen Patienten Kenntnisse, als Lehrer seinen Schülern, als Eltern den Kindern. Aber was kann man tun, damit das Wissen auch angewandt wird?

Großvater pflegte zu sagen, dass das Wissen den verdorrten Gebeinen in Hesekiels Tal glich. Jemand muss sie mit Sehnen versehen und Fleisch auf ihnen wachsen lassen und sie mit Haut bedecken. Und das Wichtigste: Der Geist muss sie anhauchen, sodass sie wieder lebendig werden. Und der Geist, sagte er, sind die Gefühle.

Lernpsychologen drücken es sachlicher aus. Sie haben gefunden, dass man besser lernt, wenn man Fakten mit einem *emotional kick*, einem emotionalen Anreiz versieht. In einem Gespräch entstehen Gefühle auf eine andere Weise als beim Lesen sachlicher Informationen. Im Gespräch werden trockene Fakten schlagartig zu lebendigen Bildern. Man kann Erstaunen, Entzücken, Angst, alles Mögliche wecken.

In einem seiner Naturessays erzählt der schwedische Schriftsteller Harry Martinson von seinem Lehrer Stav, der so unterrichten konnte, dass die Karte an der Wand lebendig zu werden schien: »Er lebte in der Welt, über die er erzählte. Wenn er über das Meer sprach, konnte man deutlich hören, wie er darin herumplantschte. Von der Spitze des Kilimandscharo hielt er eine glänzende Rede über den jungen Bambuswald und die Antilopen. An einem anderen Tag, (...) stellte er sich vor die Klasse und erzählte, obwohl er ja aus Västergötland stammte, mit fast schonischem Dialekt über die Zuckerrübe, die in Schonen angebaut wird.«

Fakten können an und für sich großartig sein. Aber sie erhalten eine Faszination ohnegleichen, wenn sie von einem begeisterten Menschen vermittelt werden. Man muss vor Begeisterung fiebern, sagte einer meiner Freunde. Dieses Fieber kann ansteckend sein, manchmal sogar hochgradig.

Man muss nur an große Forscher denken, deren Schüler oft selbst wieder bedeutende Forscher werden. Christian Bohr war am Ende des 19. Jahrhunderts Professor für Physiologie in Kopenhagen. Er führte stets eifrige Gespräche mit seinen beiden Söhnen. Der jüngere, Harald, wurde Professor für Mathematik, der ältere, Niels, bekam später den Nobelpreis für Physik. Und auch Niels führte begeisterte Gespräche mit seinen Söhnen, von denen der eine, Aage, ebenfalls Physiker wurde und den Nobelpreis erhielt. Großvater glaubte, dass Vererbung bestimmt eine Rolle spielen könnte und dass einige von Grund auf gescheiter wären als andere. Aber das erkläre nicht alles, nicht diese Besessenheit. Vielleicht ist es so, wie Lennart Philipson, einer der großen schwedischen Molekularbiologen, es sieht: Nach seiner Meinung ist die beste Grundlage für Kreativität ein Milieu, »das den Dialog zwischen den Mitgliedern fördert«. Oder wie Großvater sagte: Gespräche machen den Menschen klug.

Dann gibt es noch etwas anderes, was das Gespräch zu einem hervorragenden Instrument der Wissensvermittlung macht. Man kann sich nämlich dessen versichern, dass Fakten richtig verstanden werden. Man kann erklären, was unklar ist, Missverständnisse korrigieren. Zudem kann man die Fakten in einen persönlichen Zusammenhang setzen. Und man kann herausfinden, was verhindert, dass das Wissen zur Anwendung kommt.

Warum trinkt man große Mengen, wenn man schwer nierenkrank ist, obwohl man weiß, dass man sein Leben aufs Spiel setzt? Warum vermag man sich nicht zu beherrschen? Ist die Lust eines Augenblicks so wichtig, dass man darauf pfeift, was danach geschieht? Will man, wie einer meiner Patienten sagte, lieber kurz und hell wie eine Fackel brennen als langsam dahinsiechen? Oder glaubt man, dass man mit dem Leben davonkommen kann, so wie Churchill, der rauchte und trank und trotzdem 92 Jahre alt wurde?

Um zu begreifen, warum sich jemand auf eine gewisse Weise benimmt, muss man miteinander reden. Die Gedanken eines anderen können wir niemals erfassen, wenn sie nicht mit Worten ausgedrückt werden. Gefühle spiegeln sich zwar in unseren Gesichtsausdrücken, aber wir können sie auch falsch deuten. Und ein Spiegelbild zeigt nur die Oberfläche, niemals die Geschichte, die Tiefe und die Komplexität der Gefühle. Wenn wir keine Gespräche führen, bleiben wir einander unbegreiflich.

Die Geschichte von den Ungarn

Ich wuchs in einer kleinen Stadt in Schwaben auf, in derselben Stadt wie mein Vater. Wir wohnten in einer kleinen Dachwohnung in einem Haus aus dem 18. Jahrhundert, gleich neben der Kirche. Wenn die Glocken läuteten, kam es einem vor, als finge man selbst an zu läuten. Wir wohnen direkt am Himmel, sagte Vater. Das mag wohl sein, sagte Mutter, aber wenn der Blitz einschlägt, werden wir verbrennen. Wir könnten uns niemals retten. Im Sommer gab es oft lange Gewitter.

Von unserer Dachwohnung ging eine schmale steile Treppe hinunter zum ersten Stock. Die dritte Stufe von oben knarrte. Wollte man schleichen, musste man sie vermeiden. Ich schlich ständig. Niemand sollte hören, dass ich kam, vor allem niemand vom ersten Stock.

Der erste Stock war schauerlich. Vor den Wohnungen lag ein großer dunkler Vorraum. Und es roch sonderbar, eine Mischung von Bohnerwachs, Bratendunst und Weihrauch. Als ob die Ministranten von der Kirche ihre Weihrauchgefäße hier geschwungen hätten, um alle bösen Geister zu verjagen. Oder bildete ich es mir nur ein? Vielleicht war es nur alter Zigarettenrauch.

Wenn man die Treppe von der Dachwohnung herunterkam – mit einem Schritt über die dritte Stufe –, stand auf der rechten Seite ein großer dunkler Schrank, in den ich niemals hineinzuschauen wagte. Neben dem Schrank war die Tür zur Wohnung unter uns. Dort wohnten die Ungarn. Niemand verkehrte mit ihnen, als lebten sie in einer völlig anderen Welt.

Es waren drei Personen: Eine alte Frau, vielleicht die Mutter, ein Mann mittleren Alters und eine jüngere Frau. Der Mann war schmächtig. Er hatte einen sonderbaren Gang, mit hochgezogenen Schultern, als ob er jeden Moment damit rechnete, geschlagen zu werden. Wenn er Vater oder Mutter begegnete, sagte er immer leise »Grüß

Gott«, als hoffe er, dass sie ihn nicht bemerkten. Und er rauchte ständig Zigaretten, die krümelten. Vater sagte, dass er bei Hinze GmbH & Co arbeitete, wo Lastwagen gebaut wurden. Er bohrte Schraublöcher, Tausende von Schraublöchern, Tag für Tag.

Die junge Frau, die mit ihm verheiratet war und die alle nur »die Ungarin« nannten, als hätte sie keinen Namen, ging umher mit einem großen schwarzen Schal, der Kopf und Schultern bedeckte. Man konnte sie beim Gottesdienst sehen, eine kleine schmale Frau, die immer ganz hinten saß. Die anderen in der Familie gingen nie mit. Als ich einmal in die Kirche kam – ich saß da manchmal eine Weile auf dem Heimweg vom Wald –, lag die Ungarin auf den Knien auf dem Steinboden nahe der Treppe, die zum Altar führte. Sie drehte sich um, als sie mich hörte. Seitdem weiß ich, wie ein Mensch aussieht, der Gott anfleht.

Die ältere Frau sah man nie. Nur, wenn jemand die Tür öffnete. Wenn man auf den untersten Stufen der Dachtreppe stand, konnte man in die Wohnung hineinschauen. Dort saß ein Mensch, schwarz gekleidet, wie versteinert, starr und schweigend. Vater sagte, dass man, wenn man das Schlimmste sieht, seine Sprache verlieren kann. Doch er sagte nie, was das Schlimmste war.

Nach einigen Jahren wurde Hinze GmbH & Co geschlossen und die Ungarn zogen weg. Als der schmächtige Mann und die Ungarin alles weggetragen hatten, saß die ältere Frau noch da. Ich sah es von der Treppe aus, die Tür stand offen. Sie sah aus wie ein Scherenschnitt, mit einer schwarzen Silhouette. Vielleicht lag es am Licht, Flammen schienen um sie herum zu lodern. Dann kam der schmächtige Mann und sagte etwas zu ihr, und sie erhob sich und drehte sich um. Sie hatte ein zinkweißes Gesicht. Ich bekam plötzlich große Angst.

Über das Öffnen

Wie kann man einen anderen Menschen begreifen? Medizinstudenten lernen, dass man nach seinen Vorstellungen, Erwartungen und Befürchtungen fragen soll.

Ich bin keine Jukebox, sagte ein Patient, die auf Knopfdruck ein Lied spielt. Wie soll man seine Ängste einem fremden Menschen gegenüber äußern? Gewiss kann man erwähnen, dass man Angst vor Krebs hat. Aber nicht, dass man damit gewartet hat, sich mit seinen Bauchschmerzen an einen Arzt zu wenden, weil man Angst hatte, ein Stoma, einen künstlichen Darmausgang, zu bekommen. Denn ein Stoma kann bedeuten, dass der Geliebte sich von einem mit Ekel abwendet: einen Beutel mit Stuhl auf dem Bauch zu haben, wenn der Geliebte einen auszieht vor dem Liebesakt. Lieber sterben, als das Verlangen in seinem Blick erlöschen sehen. So etwas erwähnt man nicht vor jemandem, zu dem man keine vertrauensvolle Beziehung hat, und vielleicht noch nicht einmal dann.

Es kann einem Menschen schwerfallen, sich wirklich zu öffnen und über das zu reden, was man befürchtet oder was schwer in der Vergangenheit war. Der Schriftsteller Siegfried Lenz erzählte in seinem Essay *Über den Schmerz* von den Prozessen gegen die Nazis, wo Zeugen aufgerufen wurden, die von den erlittenen Qualen berichten sollten:

> Erinnern heißt ja auch vergegenwärtigen, und nicht alle, die sich bereit fanden, auszusagen, waren darauf gefaßt, daß bei einer Wiedererweckung des Vergangenen das erduldete Leid mit unerwarteter Heftigkeit zurückkehren könnte.

Damit muss man rechnen, wenn man herauszufinden versucht, warum ein Mensch sich auf eine gewisse Weise benimmt: dass es wehtun kann. Und manchmal kann es so wehtun, dass der Mensch versteinert. Oder wie Siegfried Lenz schrieb: »Die Sprache versagte sich; sie reichte nicht aus, um das Erlebte angemessen wiederzugeben.«

Großvater sagte manchmal, ein Gespräch sei viel mehr als nur Worte. Man müsse auch dem Klang lauschen. Menschen klingen, sagte er. Am schwierigsten sei es, denen zuzuhören, die klanglos geworden seien. Und sie dazu zu bringen, wieder zu klingen. Selbst die, die versteinert sind.

Denn es kann passieren, sagte Großvater, was Göran Tunström schrieb:

> Die Steine liegen still, nur damit beschäftigt, Stein zu sein.

Aber ein Mal – so träumt das Ich – ein Mal öffneten sie sich und ließen einen Schmetterling aus ihrem Inneren frei. Worte öffneten sich und aus den kleinsten und unbemerktesten strömte Leben. Feuer brannten.

Die Geschichte von Paulchen

An einem Nachmittag saßen wir auf Großvaters Terrasse. Es war heiß, die Kleidung klebte am Körper. Es roch intensiv und fast ekelerregend nach Ackerspörgel. Heuschrecken zirpten, als wären sie verzweifelt.

»Erinnerst du dich noch an Paulchen?«, fragte Großvater.

»Natürlich«, antwortete ich.

Paulchen, der eigentlich Paul hieß, war ein junger Mann, der Großvater im Garten half, als ich Kind war. Großvater züchtete Blumen, genauer gesagt komponierte er Symphonien aus Farben, Düften und Formen. Paulchen kannte den Namen jeder Pflanze, jeder Blume, obwohl er veraltete Bezeichnungen benutzte, die niemand außer Großvater kannte, der sonst die gebräuchlichen Namen verwendete.

Seine Existenz verdankte Paulchen stumpfen Messern, sagten die Leute im Dorf. Seine Mutter musste jedes Mal die Messer schleifen lassen, wenn der Messerschleifer mit den durchdringenden Augen und dem schwarzen, glänzenden Haar ins Dorf kam. Auch Paulchen hatte kohlschwarzes Haar, doch er hatte Angst vor Messern, vielleicht, weil ihn einmal ein Messer getroffen hatte. Er hatte eine lange hässliche Narbe auf dem Rücken. Wie er sie bekommen hatte, wollte er nicht erzählen. Er war »meschugge«, nicht ganz bei Trost, sagten die Leute im Dorf.

Zu Beginn des Zweiten Weltkrieges, als Paulchen zwölf Jahre alt war, waren er und seine Mutter verschwunden, auf einmal weg. Einige sagten, die beiden wären abgeholt worden, andere meinten, sie wären freiwillig weggegangen. Dann, mehrere Jahre nach Kriegsende, tauchte er wieder auf. Eines Morgens fand man ihn schlafend auf Großvaters Terrasse, in einem schwarzen Ledermantel, der zu groß für ihn war. Seine Mutter sei tot, erzählte er, sie sei bei einem Bombenangriff gestorben. Das war alles. Mehr erzählte er nicht.

Dann kam der Tag, ein Sommertag, an dem die Sonne einer flammenspeienden Feuermündung glich. Am Nachmittag, als Großvater und Paulchen von Güstrow wieder nach Hause radelten, tauchten Wolken am Horizont auf, dunkel wie die Schalen der Pfahlmuscheln. Sie fuhren durch die Felder – Getreidefelder, die der Wind streichelte und zu Wellen formte, Wellen, die die Augen streichelten. Leinfelder, die einen an Überirdisches glauben ließen, wenn sie so blau blühten. Mohnfelder, die mit solcher Leidenschaft glühten, dass man davon ergriffen wurde, während die Wolken sich am Himmel zusammenzogen. Alles rauschte und schwankte und grollte, und Großvater und Paulchen traten mit aller Kraft in die Pedale.

Plötzlich wurde der Himmel von einem Blitz gespalten. Und die Blitze kamen näher, flammende verzweigte Blitze, die den Himmel dröhnen ließen. Und ein Wind kam, der ihnen heftig entgegenblies. Sie mussten Schutz suchen in einer verlassenen Scheune, die hinter einer großen Dornenhecke lag, fast verborgen, wie hinter einer Mauer.

Sie saßen in der Scheune, als es heftig zu regnen anfing. Sie hörten dem Trommeln auf dem Dach zu, als das Scheunentor unvermutet aufgerissen wurde und Doris dastand, die Wäscherin des Dorfes, völlig durchnässt. Ihre prallen Brüste schimmerten rosig durch das nasse Kleid. Und die Brustwarzen erhoben sich, unbegreiflich groß wie Kinderdaumen. Paulchen starrte sie an.

»Hast du noch nie eine Frau gesehen?«, fragte Doris und lachte. Paulchen schüttelte den Kopf. Nicht, dass er sich erinnern könnte. Auf jeden Fall noch nie eine Frau wie sie.

Und Doris ließ sich neben Paulchen nieder, der Schweiß dampfte auf ihrer Haut. Ob einer von ihnen ein Tuch zum Abtrocknen hätte? Bevor Großvater ihn hindern konnte, hatte Paulchen schon sein Hemd ausgezogen. Doris trocknete sich umständlich damit ab, ihr Gesicht, ihre Arme, ihre Beine. Dabei schaute sie sich alles genau an. Auch Paulchens Narbe.

»Du meine Güte«, sagte sie, »wer hat dir das angetan?«

Paulchen schwieg, als hätte er sie nicht gehört.

»Wollte dich jemand umbringen?«, fragte sie.

Paulchen rührte sich nicht, er kniff nur die Augen zusammen.

»Lass ihn in Ruhe«, sagte Großvater.

»Ach du«, erwiderte Doris. Sie berührte die Wunde, die wulstigen Narbenkanten. Paulchen saß ganz still, als hätte er sich in einen Stein verwandelt.

»Das muss wehgetan haben«, sagte sie.

Paulchen begann zu frösteln, obwohl es schwül in der Scheune war.

»Lass ihn in Ruhe, verdammt noch mal«, sagte Großvater und versuchte sie wegzuziehen.

»Wieso«, sagte Doris, »der Junge kann doch für sich selbst reden.« Und sie befingerte die Narbe weiter, als wäre dort die Antwort verborgen. »War es jemand, den du gekannt hast?«

Paulchen sagte keinen Ton. Er kniff die Augen nur noch mehr zusammen.

»Donnerwetter«, sagte Doris, »der Junge ist die reinste Sphinx.«

Und sie erzählte die Geschichte von einem Pferd, das sie im Krieg gesehen hatte. Es habe am Boden gelegen, sagte sie, auf einer Straße in Güstrow. Eines der Hinterbeine sei weggesprengt gewesen. Es habe nur noch einen blutigen Stumpf gehabt. Aber das Pferd habe trotzdem versucht aufzustehen. Und es habe gejammert, mit hoher, schriller Stimme. Es sei entsetzlich gewesen, sagte Doris. Wie sollte ein Mensch so ein Schreien aushalten können? Der Mann, der das Pferd festgehalten habe, schaffte es nicht. Er habe geschrien: »Verflucht!« und das Pferd zu töten versucht. Er habe ein Messer gegen dessen Hals gedrückt. Aber die Haut am Hals sei zäh gewesen – und das Messer stumpf. Der Mann habe alle seine Kräfte anwenden müssen, bis das Messer zum Schluss in den Hals eingedrungen sei. Und da sei das Pferd hochgefahren, mit unbändiger Kraft, als hätte es weggaloppieren wollen. Doch nur einen Augenblick, dann sei es zusammengebrochen, habe nur noch gezuckt, zuletzt nur im Beinstumpf. Das hat einen mitgenommen, sagte Doris. Es war, als hätte man selbst ein Messer ins Herz gestoßen bekommen.

Paulchen starrte auf ihre Brust, während es in seinen Mundwinkeln zuckte.

Großvater versuchte über etwas anderes zu reden, über die Ernte, die gut zu werden versprach. Aber Doris kümmerte sich nicht einen Deut darum. Sie musste noch etwas anderes erzählen, was sie neulich gelesen hätte: dass eine Frau in Italien Zwillinge bekommen hätte, die zusammengewachsen waren, mit nur einem Herz. Und nun habe die Frau entscheiden müssen, welches Kind man wegschneiden sollte.

Paulchen sprang auf. Er zog sein Hemd an, obwohl es nass und zerknittert war. Es war ihm egal, dass es immer noch regnete. Er wollte weg, sofort, und rannte hinaus. Großvater folgte ihm. Doris nicht. Sie rief ihnen nach, sie würde in der Scheune bleiben, sie würde gescheit sein.

Und Paulchen trat auf die Pedale wie noch nie. Er fuhr durch die Wasserpfützen, dass Kaskaden von glitzerndem Wasser über ihn spritzten. Sein schwarzes Haar flatterte. Er war fürchterlich aufgebracht. Als sie nach Hause kamen, begann er sofort mit der Gartenarbeit.

Nach diesem Tag war Paulchen innerlich immer in Unruhe, sagte Großvater. Manchmal war er wie abwesend, er blieb wie ratlos mitten in einer Bewegung abrupt stehen, während es in seinen Mundwinkeln zuckte. Einmal tobte er vor Wut, als ein Hund durch den Garten lief und sieben Madonnenlilien abbrach. So hatte Großvater ihn noch nie gesehen. Paulchen schrie, dass sein Gesicht fast blau anlief.

In seiner freien Zeit trieb Paulchen sich herum. Oft stand er am Bach und schaute zur Wäscherei auf der anderen Seite, auf Doris' Wäsche. Als ob dies etwas Besonderes gewesen wäre: Wäsche, die schwer und nass auf den Leinen hing, bis die Luft sie zu etwas Leichtem und Flatterndem trocknete.

An einem Septemberabend kam er gelaufen, wie ein verfolgtes Tier. Großvater sah ihn von der Terrasse und rief nach ihm. Aber Paulchen antwortete nicht, sondern rannte nur weiter. Großvater fand ihn im Stall bei den zwei alten Pferden. Er saß bei ihnen im Heu und zitterte. Zuerst weigerte er sich zu erzählen, was geschehen war. Aber als Großvater ihm eine Tasse Honigmilch brachte, kam es aus ihm heraus.

Jemand hatte ihn am Kragen gepackt, als er sich herumgetrieben hatte: Ivan, Doris' Busenfreund. Er hatte geschrien, Paulchen solle abhauen, sonst würde er beim nächsten Mal noch ein Messer zu spüren bekommen.

An diesem Abend haben sie nicht mehr über Doris gesprochen, sagte Großvater. Auch nicht über Messer. Paulchen hatte etwas, das sehr zerbrechlich schien. Manchmal kann eine Geschichte guttun. Und noch ein Glas Honigmilch.

Es gab einst einen spanischen Mönch, sagte Großvater, als er zusammen mit Paulchen bei den Pferden saß. Einer von denen, die im 17. Jahrhundert nach Südamerika kamen, um den katholischen Glauben unter den Indianern zu verbreiten. Eines Morgens ritt er zusammen mit spanischen Soldaten auf einem Weg, den die Spanier durch den Regenwald gebaut hatten. Und er war verblüfft. Wie konnte Gott solche Wälder erschaffen? Wälder, in denen sich alles umeinanderschlang, vermischte und umarmte. Wie kann ein Mensch inmitten solchen Übermaßes seinen Verstand behalten? Der Mönch ritt weiter, durch warme Nebelschleier, die seinen Körper lockend und liebkosend berührten, sodass er Lust bekam, dort zu verweilen und auf seine Missionierungsaufgabe zu pfeifen.

Sie ritten den ganzen Tag, bis der Regenwald sich öffnete. Auf einer Lichtung stand eine Ansammlung von Steinhäusern, umgeben von Äckern. Es war die Missionsstation Santa María Visitación, wo sie die Nacht verbringen sollten. Als sie zu Abend aßen, sprach Pater Romualdo das Tischgebet, der Leiter der Station, ein großer, kräftiger Mann mit den breiten Händen eines Bauern. Und während die Bohnensuppe in den Tellern schwappte, pries er Gott, der ihnen dieses Paradies geschenkt hatte. Äcker, die reichste Ernten hervorbrachten. Bäume, die sich unter den saftigsten Früchten bogen. Und Flüsse, in denen Fische in unfassbarer Menge umherschwammen. Wenn sie auch nur alle gottesfürchtig wären, besonders die Indianer.

»Aber das Wissen!«, rief einer der Offiziere. »Als die Menschen das Wissen suchten, verjagte Gott sie aus dem Paradies. Wie ist es hier? Gibt es in Santa María Visitación einen Platz für das Wissen?«

»Aber gewiss«, sagte Romualdo, während er die Suppe in sich hineinschlürfte. Sie hätten eine Missionsschule gebaut, wo die Indianer Lesen und Schreiben lernten. Und Singen. Die Gäste sollten den Indianerchor hören. Das sei ein Chor, der Gott erfreue.

Nach dem Essen führte Romualdo die Männer herum. Der Mönch sah sich alles genau an. An einer Feuerstelle lagen ein paar verkohlte Seile mitten in der Asche. Auf einem Seil glomm etwas, eine Spur von leuchtend gelber Farbe an einem Knoten.

»Das ist ein *Quipu*«, sagte Romualdo, »eine Art Brief, den die Indianer mit ihrer Knotenschrift schreiben.« Und er erzählte: Die Indianer flechten Menschenhaar und Pflanzenfasern zusammen zu dicken Seilen. Und an ein dickes Seil binden sie dünnere Seile, die gefärbt werden, jedes Seil in einer eigenen Farbe. Und jedes kleine Seil wird mit verschiedenen Arten von Knoten versehen. Es gibt zehn unterschiedliche Typen von Knoten, zwischen denen man wählen kann. Auch die Farben und Platzierungen der Knoten spielen eine bestimmte Rolle. Alles zusammen entscheidet, welche Bedeutung ein Knoten hat, als bestimmte Ziffer oder als ein bestimmtes Wort. Die *Quipu*-Macher knüpfen ihre Botschaften. Und die Empfänger versuchen sie zu verstehen. Doch es ist eine Kunst, ein *Quipu* zu verstehen. Man muss es gelernt haben. Daher haben die Indianer *Quipu*-Deuter.

»Vielleicht ist das Deuten das Schwierigste«, sagte der Mönch.

»Zumindest für uns«, sagte Romualdo. »Die *Quipu*-Deuter verweigern die Zusammenarbeit mit uns.«

»Und dann bleibt nur noch das Feuer?«, fragte der Mönch.

Romualdo antwortete nicht. Vielleicht hörte er schon etwas anderes. Im Haus nebenan hatte man angefangen zu singen, mehrstimmig: der Lobgesang Gottes der Indianer.

Großvater verstummte.

Nach einer ganzen Weile sagte Paulchen: »Die Indianer haben nicht nur gesungen. Einige von ihnen haben auch Weiße getötet.«

»Und die Weißen töteten die Rothäute«, sagte Großvater. »Manchmal gab es ein großes Töten.« Dann sprachen sie von etwas anderem. Wovon, daran konnte sich Großvater nicht mehr erinnern, nur daran, dass Paulchen sich beruhigt hatte.

Es geschah im Winter. Paulchen lag in seinem Bett in seinem Zimmer, das in einem Haus neben dem Herrenhaus lag. Er hatte Fieber gehabt und war immer noch matt. Großvater kam zu ihm. Er war heiter, es war ihm gelungen, sibirische Lerchenspornsamen aufzutreiben, das musste er Paulchen sofort erzählen. Und als er so am Krankenbett saß, sah er es plötzlich: einen Haufen verhedderter Seile auf dem Regal über dem Bett.

Paulchen lächelte schwach, als er Großvaters Blick bemerkte. Und Großvater nahm ein Seil, an dem Paulchen zusammengedrehtes Garn befestigt und daran Knoten geknüpft hatte, alle möglichen Sorten. Großvater betrachtete alles sorgfältig. Dann sagte er, das sei das erste *Quipu*, das er in seinem Leben gesehen hätte. Er könne sehen, dass es etwas bedeutete, obwohl er nicht verstehen könne, was. Er benötige einen *Quipu*-Deuter. Paulchen schaute stumm auf sein Seilgewirr.

Vielleicht, sagte Großvater, und der Gedanke kam ihm erst jetzt, vielleicht ist der Mensch selbst eine Art von *Quipu*. Wie soll man einen Menschen und all seine Knoten ohne einen Deuter verstehen? Wenn man einen Menschen überhaupt jemals ganz verstehen konnte. Gewiss haben wir gemeinsame Worte. Aber Worte haben verschiedene Inhalte. Beispielsweise das Wort Lerchensporn. Für ihn selbst gab es eine ganze Wiese in diesem Wort, eine Wiese in der Nähe von Königsberg, wo er zum ersten Mal eine Frau geküsst hatte. Auch diese kleine Person gab es in dem Wort und ihr blauschwarzes Haar, das wie ein Strahlkranz der Nacht mitten in all dem Lerchensporngelb ausgebreitet lag. Und auch wie sie schmeckte, woran er sich leider nicht mehr erinnern konnte, nur, dass er augenblicklich begriffen hatte, dass er den Geschmack von etwas Großem vernommen hatte, nämlich von der Herrlichkeit. All das gab es für ihn in diesem kleinen Wort. Während es im Lerchenspornwort eines anderen Menschen etwas ganz anderes gab. Wenn man beispielsweise Paulchen nahm, was verband er mit diesem Wort?

Paulchen schloss seine Augen. Man hätte meinen können, dass er schlief. Doch nach einer Weile sagte er etwas, leise, aber deutlich. So deutlich, wie Großvater Paulchen noch nie etwas sagen gehört hatte. Er sagte einen Namen: Hans Gotthold Kühn.

Und Paulchen erzählte vom Blumenliebhaber und Bibliothekar Hans Gotthold Kühn. Paulchen und Paulchens Mutter hatten ihn auf der Flucht im Krieg getroffen, einen langen mageren Mann mit dünnem silbernen Haar und einer Brille, die seine bleichblauen Augen enorm vergrößerte. Kühn half ihnen, ihren Karren mit allen ihren Besitztümern zu ziehen. Er selbst hatte alles verloren bis auf seinen Rucksack, in dem er ein großes Buch aus dem 19. Jahrhundert verwahrte mit dem Titel *Verzeichnis über die Blumen in einem der irdischen Paradiese*. Es war das einzige Buch, das er aus der brennenden Bibliothek hatte retten können, in der er gearbeitet hatte. Ein Feuersturm hatte gewütet wie in Johannes' Offenbarung, alles verschlungen. Auch das Haus, in dem er mit seiner Familie gewohnt hatte.

An den Abenden saßen sie mit den anderen Flüchtlingen zusammen. Und Paulchen und Kühn schauten die Bilder im Buch an, Abend für Abend. Paulchen lernte die alten Pflanzennamen: Gilgenstern für Gelbstern, Trumpetenblume für Narzisse, Wolfswurz für Eisenhut. Und die Blumen gab es wirklich, das war das Merkwürdige. Mitten im Krieg gab es Blumen. Entlang ihres Fluchtweges. Als gäbe es das Paradies immer noch, zumindest ein Stückchen davon.

Manchmal wurde Kühn morgens ganz verzweifelt, wenn er nach dem Aufwachen seine Brille suchte und sie nicht fand. Ohne sie sei er verloren, rief er. Doch nach einer Weile verzweifeltem Suchen fand er sie immer. Und er rettete sie durch alles, selbst durch den Bombenhagel. Sobald ein Bombenflugzeug sich näherte, wickelte er sie in ein Taschentuch und legte sie in ein Kästchen. Dann verstaute er das Kästchen in seinem Rucksack und hielt ihn im Arm. Paulchen saß immer neben ihm, und neben Paulchen saß seine Mutter. Bis der große Schneesturm kam. Als der zu toben begann, saßen nur Paulchen und Kühn zusammen.

Und am Tag davor? Sie hatten in einem Graben im Lehm gelegen, als die Flugzeuge kamen. Als die Flugzeuge wieder verschwanden, benutzte man den gleichen Graben als Grab. Eine, die dort zur letzten Ruhe gebettet wurde, war Paulchens Mutter. Kann niemand singen, sagte jemand. Und eine junge Frau, die am ganzen Körper zitterte, oder war es Paulchen, der zitterte, jemand zitterte auf alle Fälle, und jemand sang, ein Wiegenlied, das die Kriegsmütter ihren Kindern sangen:

Maikäfer flieg!
Der Vater ist im Krieg.
Die Mutter ist in Pommernland.
Pommernland ist abgebrannt.
Maikäfer flieg!

Und der Lehm, sagte Paulchen, der Lehm, der an seinem Gesicht festklebte, habe begonnen herunterzulaufen. Und als er seinen Mund erreichte, schmeckte er nach Salz. Das werde er nie vergessen. Auch nicht, dass Kühn gesagt hatte, er habe einen Maikäfer gesehen, der aus dem Grab gekrabbelt und weggeflogen war. Obwohl es Winter und eiskalt war.

Kühn und er zogen weiter. Sie wussten nicht wohin, nur dass sie fortzogen. Von was sie fortzogen, daran konnten sie sich manchmal nur noch mit Mühe erinnern. Man hatte genug damit zu tun, zu überleben. Als es kalt wurde, wurde es schwerer. Man saß im Zug und zitterte vor Kälte. Man hörte das Rattern des Zuges. An das Zittern und Rattern konnte sich Paulchen erinnern. Ebenso an einen Schrei in der Morgenfrühe, von dem er erwachte. Jemand hielt Kühn fest, der mitten im Abteil stand und schrie. Sein Rucksack war weg, das Buch, alles. Alles, was von Kühns Leben übriggeblieben war. Nur die Brille war noch da. Dass ein Mensch wie ein jaulender Hund klingen kann, während der Zug so über Schienen rattert. Und die Worte fehlen, wenn man zittert, die tröstenden auf alle Fälle. Als ob auch sie erfroren wären.

Sie landeten zusammen mit anderen Flüchtlingen in einem Dorf in der Nähe von Bamberg. Kühn schlief meistens. Ab und zu erzählte er von den Büchern in seiner Bibliothek. Er ging sie systematisch durch, Regal für Regal. Er verzweifelte, wenn er sich nicht mehr daran erinnern konnte, in welcher Ordnung sie standen. Ordnung ist alles, sagte er. Aber vom Blumenbuch sprachen sie nie mehr.

Am Ende des Winters bekam Kühn einen schrecklichen Husten. Er sagte, dass er sich noch die Lunge aus dem Leib husten würde. Manchmal sah es auch so aus, sagte Paulchen, aber dann kam nur rosa Schaum. Und Kühn wurde magerer und magerer. Ein Mann in der Schlange vor dem Waschraum sagte, Kühns Brustkorb gleiche einem Xylofon. Man bekäme Lust, auf seinen Rippen zu spielen. Paulchen bekam nie Lust dazu. Er starrte bloß auf Kühns Brust, wo das Herz sich links gegen den Brustkorb warf, mit voller Kraft bei jedem Schlag. Genau wie das Marderjunge, das in einem Käfig eingesperrt gewesen war, damals – als Paulchen noch ein Kind gewesen war.

Als das Tauwetter einsetzte, saß Kühn neben Paulchen und hustete. Er hustete furchtbar. Dann gab er ein gurgelndes Geräusch von sich. Ein kleines hohles Gurgeln, wie wenn der letzte Rest Wasser aus einer Badewanne abläuft. Und dann ein tiefer, tiefer Atemzug, als ob er Anlauf nähme. Und dann nichts. Überhaupt nichts mehr.

Großvater betrachtete Paulchen. Auf dessen Stirn zitterten kleine Schweißtropfen. Großvater trocknete sie weg.

»Ich bin durstig«, sagte Paulchen. Er bekam ein Glas Wasser von Großvater. Er trank, als wäre er tagelang durch die Wüste gegangen. Dann lag er still und schweigend da. Obwohl man das Gefühl hatte, dass sich etwas aus seiner Brust Bahn zu brechen versuchte.

Und Großvater fragte: »Was hast du dann getan?«

»Ich schrie«, sagte Paulchen. »Ich schrie um Hilfe.«

Obwohl niemand helfen konnte. Hans Gotthold Kühn war tot.

»Und dann?«, fragte Großvater. Denn aus Paulchens Brust drängte es nur so heraus. Paulchen starrte vor sich hin, als sähe er das, was geschehen war, noch einmal.

»Was geschah dann?«, fragte Großvater.

»Der Kerl nahm Kühns Brille«, sagte Paulchen.

»Wer?«, fragte Großvater.

»Der Mann, der gesagt hat, dass Kühn tot war.«

Und Paulchen sah Großvater direkt in die Augen. Er fragte, ob Großvater schon mal von Sinnen gewesen sei. »Von Sinnen zu sein«, sagte er, »ist das Schlimmste, was einem passieren kann. Wenn es über einen kommt, gibt es nichts, das einen zurückhalten kann. Nichts kann die Hände hindern, die sich um den Hals des Brillendiebes legen. Kein Zucken in dessen Armen, kein Aufschwellen der Augäpfel, besonders nicht das Röcheln, das kleine Röcheln aus dessen Hals. Nicht einmal der Schrei einer Frau: Hör auf, um Gottes willen, du bringst meinen Mann um … Es gibt nur ein Ding, das die Hände daran hindern kann. Ein Messer, ein Brotmesser, das die Frau in einen hineinrammt.«

Doch es starb nur einer, nämlich Kühn, bevor die Natur wieder in Blüte stand. Der Kerl, der die Brille stahl, obwohl ein Mensch ohne sie verloren war, überlebte. Ebenso Paulchen, der versucht hatte, ihn zu erwürgen.

Großvater sah wieder auf das *Quipu.* »Kann man einen Knoten für das Von-Sinnen-Sein machen?«, fragte er.

»Nein«, antwortete Paulchen. »Niemals für das Von-Sinnen-Sein. Nur für das Brotmesser.«

Großvaters Hand strich über die Knoten. »Ich weiß nicht«, sagte er, »ich bin mir da nicht so sicher.«

Und die Heuschrecken zirpten, als säßen sie auf Nadeln aus flimmerndem Licht. »Es ist merkwürdig«, sagte Großvater, während er sein Taschentuch vornahm und sich die Stirn abwischte. Die Hitze war enorm. »Merkwürdig, dass man das, was ein Mensch in sich begraben hat, plötzlich ans Licht bringen kann. Was hatte diese Kraft? War es das *Quipu*? War es die Geschichte vom Lerchensporn? Oder war es die von den Indianern, fing es mit dieser Erzählung an? Kann eine Geschichte einen Menschen dazu bringen, sich zu öffnen? Wenn man sich selbst in dem Schicksal eines anderen wiedererkennt? Oder wenn einen das Leben eines anderen anspricht? Kann das so sein?«

Lech glaubt das. Wie J. M. Coetzee glaubt er, dass Geschichten eine Axt sind. Eine Axt, die »das gefrorene Meer in uns aufbricht«. Und das Eis um uns herum.

Großvater liebte ein Zitat von Göran Tunström, das vom Schreiben handelt:

> Und stellen Sie sich vor, wie viel ein einziger Mensch mit seinen Augen auffangen kann, wie aus seinen Gesten die Vergangenheit und die unbekannte Zukunft spricht, und wie schmerzlich empfindlich die Gegenwart ist … Und dann diese Entscheidung […]: wählen müssen, aus welcher Perspektive man schreiben will. Man kann weit weg mit einem Fernglas stehen und den Menschen aus dieser Entfernung betrachten, den Blick über dessen Welt schweifen lassen und so das ganze Panorama mit aufnehmen, von dem er nur ein sehr kleiner Teil ist. Man kann ihn aus einem halben Meter Abstand verfolgen, wie sein Schatten, dann wird es ein anderes Buch. Und man kann sich in ihn hineinversetzen, förmlich hineinkriechen, das ist das Schwierigste, das Anstrengendste, weil man einen Menschen, den man erst zur Hälfte erschaffen hat, nicht im Stich lassen darf!

»Das gilt auch für das Gespräch«, sagte Großvater. »Wenn man in einen Menschen eindringt und seine Schmerzpunkte berührt, muss man die Verantwortung übernehmen für das, was dabei mit ihm geschieht. Wenn man dazu nicht bereit ist, sollte man ihm nicht nahe kommen.«

Man sagt zu Medizinstudenten, sie sollten empathisch sein. Sie sollen sich in die Patienten hineinversetzen und sich nicht vor deren Schmerzpunkten scheuen. Sie sollen auch darüber reden können, was Schmerzen bereitet. Aber wenn man das tut, ohne an die Konsequenzen zu denken, dann tut man nichts Gutes, sondern fügt dem anderen vielleicht sogar Schaden zu.

Ein Gespräch, bei dem man Schmerzpunkte berührt, braucht Zeit. Diese Zeit muss man sich nehmen. Der Schmerz, der wieder wach wird, hat seine eigene Zeit. Es ist nicht sicher, dass er aufhört, nur weil das Gespräch zu Ende ist. Und man kann einen Menschen nicht einfach verlassen. Man muss sich vergewissern, dass er andere Menschen um sich herum hat, die ihn stützen können, oder dass man ihn selbst wiedersehen kann. Man muss behutsam sein, wenn man jemandem nahe kommt. Je näher man jemandem kommt, desto größer wird seine Schutzlosigkeit.

Eine Frage des Stils

Aaron Antonovsky untersuchte, wie Menschen Schlimmes überwinden können, ohne chronische Verletzungen davonzutragen. Wichtig dabei sei die Überzeugung, sagte er, dass man mit den Schwierigkeiten umgehen kann, die in jedem Menschenleben eintreffen. Großvater redete oft von Stil. Egal, was einem zustoße, selbst wenn es schreckliche Geschehnisse seien, sollte man es mit Stil tragen. Es ginge darum, seine Würde zu bewahren.

Primo Levi erzählt in seinem autobiografischen Bericht *Ist das ein Mensch?* von Steinlauf, einem ehemaligen Sergeanten in der österreichisch-ungarischen Armee, der in Auschwitz sein Kamerad wurde.

Steinlauf wäscht sich hartnäckig jeden Morgen ohne Seife, mit schmutzigem Wasser. Eine vollkommen sinnlose Verschwendung von Energie und Wärme, findet Levi, weil sie sowieso sterben würden. Aber Steinlauf besteht mit Nachdruck darauf, mit den »klaren und aufrechten Worten«, die ihm eigen sind: »Ebendarum, weil das Lager ein großer Mechanismus ist, der uns zu Tieren herabwürdigen soll, dürfen wir keine Tiere werden; auch an diesem Ort kann man am Leben bleiben, und deshalb muß man überleben wollen, um später zu berichten, Zeugnis abzulegen; und um zu leben, ist es wichtig, alles zu tun, um wenigstens das Gerippe, den Rohbau, die Form der Zivilisation zu bewahren.«

Levi ist verwirrt: »Muß man sich wirklich ein System zurechtlegen, um es dann zu praktizieren?« Obwohl er Steinlaufs »Weisheit und Tüchtigkeit« bewundert, kann er dessen Verhaltensweise nicht übernehmen und zu seiner eigenen machen. Das ist einfach nicht seine Art. Jeder Mensch verarbeitet das Schlimme auf seine eigene Weise.

Wie die alte Dame, die ich in meiner Klinik traf. Sie kam mit einem gerade diagnostizierten Nierenversagen, eine schmale, kleine Frau, die sehr lebhaft war trotz ihrer 82 Jahre. Als ich sie in meine Station aufnahm, sagte sie: »Sie müssen mich wieder gesund machen, versprechen Sie mir das.«

Sie war Musiklehrerin und hatte einen Enkel, dem sie das Klavierspielen und die Liebe zur Musik beibrachte. Und es gebe eine lange Reihe von wichtigen Musikstücken, sagte sie, die sie ihm noch nicht geschenkt habe. Daher sei es notwendig, am Leben zu bleiben. Doch das Leben nimmt keine Rücksicht auf das, was wir wollen.

Es stellte sich heraus, dass sie einen aggressiven Nierenkrebs mit Metastasen hatte, und natürlich wurde sie furchtbar traurig. Es sei grausam ohnegleichen, sagte sie, wegsterben zu müssen von denen, die man liebt. Und abscheulich, für immer tot zu sein. Doch dann begann sie, alles zu regeln. Ihre Angehörigen würden genug mit dem Trauern zu tun haben. Das Beste sei, wenn alles fix und fertig sei. Und wenn man den Tod ein wenig an der Nase herumführen könnte, indem man einige Teile seines Leben rettete …

Das tat sie, indem sie jede Habseligkeit, die ihr etwas bedeutet hatte, mit einer Erzählung versah. Das sei nicht so dumm, sagte sie, da brauche man nicht an das Traurige denken, zumindest nicht, während man seine Geschichten niederschrieb. Die Noten zu einer Beethovensonate – einer seiner letzten, opus 132 –, die ihr Enkelsohn bekommen sollte, wurden begleitet von der Erzählung darüber, wie sie als junge Frau diese Sonate bei einem Konzert vor hundert Menschen gespielt hatte. Aber sie hatte sie eigentlich nur für einen einzigen gespielt, nämlich den jungen Mann, der ihr Ehemann werden sollte.

Oder der schöne blaue Pullover, den sie 1990 in Tallinn gekauft hatte, als Estland immer noch von der Sowjetunion besetzt gewesen war. Sie hatte diesen Pullover getragen, als sie zusammen mit Tausenden von Menschen auf einem Platz gestanden hatte, wo man gemeinsam sang. Auf einmal hatte jemand die verbotene Nationalhymne angestimmt, einer nach dem anderen war eingefallen, bis sie schließlich alle auf dem Platz zusammen gesungen hatten. Und immer mehr Menschen kamen dorthin geströmt, zu Tausenden, singend. Zum Schluss standen dreihunderttausend Menschen im Herzen von Tallinn und sangen die verbotene Nationalhymne. Das war der Beginn der Revolution gewesen, die zu Estlands Freiheit geführt hatte. Und sie war dabei gewesen. Sie war Zeuge gewesen, was singende Menschen zustande bringen konnten. Sie sagte, dieses Erlebnis habe ihr Kraft gegeben. Und, sagte sie zu mir, sie habe schlagartig begriffen: Vielleicht ist es das, worauf das Menschenleben hinausläuft. Einander Kraft zu geben.

Sie starb mit Stil, hätte Großvater gesagt. Antonovsky hätte sie als eine Person mit hohem Kohärenzgefühl bezeichnet. Wie wird man so? Sicherlich gibt es Gene, die einen Menschen mehr oder weniger dazu befähigen, mit Schwierigkeiten fertig zu werden. Aber es bedarf auch noch etwas anderem: das, was die alte Frau Kraft nannte.

In den Handbüchern über Kindererziehung und Pädagogik steht, man soll Entwicklung und Handeln seiner Kinder, seiner Schüler, seiner Studenten mit freundlichem, warmem Blick begleiten und sie erfahren lassen, dass man sie sieht und ihnen zuhört. Man soll loben oder kritisieren, wenn es dafür einen Grund gibt – ehrlich, aber wohlwollend. Alles, damit sie wachsen und gedeihen können. Und bei diesem Prozess ist das Gespräch das wichtigste Werkzeug.

Ein wohlwollendes Gespräch – Lech würde sagen: ein liebevolles – gibt Kraft. Und man bekommt ein gutes und starkes Selbstvertrauen, wenn jemand immer wieder so mit einem redet. Ein Selbstvertrauen, das einem über Schwierigkeiten und Rückschläge hinweghilft. Denn ein Mensch mit einem stark entwickelten guten Selbstvertrauen erfährt, dass er sein Schicksal beeinflussen oder zumindest tapfer ertragen kann. Er kann Fehlschläge erleiden, ohne daran zugrunde zu gehen. Denn das Leben besteht eben nicht nur aus lauter Erfolgen, sagte Großvater, auch wenn das schön wäre.

Aber wenn jemandem in seiner Jugend nur ein geringes Selbstvertrauen mitgegeben wurde, ist es dann nicht zu spät? Kann man einen Menschen, der auf einer brüchigen Holzplanke auf dem Ozean des Lebens umhertreibt, dazu bringen, die Strickleiter zu einem zuverlässigen Schiff hinaufzuklettern? Oder gibt es Menschen, die rettungslos verloren sind, denen man nicht helfen kann?

Ich erinnere mich daran, was Mutter sagte, als Vater starb: »Das schaffe ich nicht.« Vater war ihre Kraftquelle gewesen. Ohne ihn wurde sie kraftlos. Sie gab ein herzzerreißendes Bild der Kraftlosigkeit ab: eine Frau, die nach dem Tod ihres Mannes schrumpfte, die, als sie drei Jahre nach ihm starb, einen kleinen, dünnen Kinderkörper hatte, mit spindeldürren Armen und Beinen, und ohne auch nur eine Andeutung von Brüsten. Sie wies alle zurück, die ihr Kraft geben wollten. Auch mich. Sie wies uns hartnäckig und verbissen zurück. Und ich begriff plötzlich: Sie wies uns mit großer Kraft zurück. Mutter war kraftvoll und kraftlos zugleich. Genauso wie der Lord. Wie sagte Lech: »Wer gibt, braucht einen, der nimmt. Und wer nimmt, braucht einen, der gibt. Wenn es diese Gegenseitigkeit nicht gibt, ist alles verloren.«

Die Geschichte von Beatrice

Wie kann ein Mensch, den das Leben so gepeinigt hat, diesen Namen tragen: Beatrice, die Seligmachende! Wäre sie wenigstens eine hübsche Frau gewesen. Hübsche Frauen rettet man doch gern, sagte Großvater, sie können weiß, gelb oder braun sein, das spielt keine Rolle, wenn sie nur hübsch sind.

Beatrice war 32 Jahre alt und dunkelhäutig. Sie hatte ein grobes Gesicht, als hätte Gott es eilig gehabt und einfach eine breite Nase hingeklatscht und eine dicke Schwiele, die ihr Mund sein sollte. Auch ihr Körper sah nicht aus, als hätte er sich Zeit dafür genommen. Oder waren es doch eher die ausgebeulte Trainingshose und das weite Patientenhemd, die sie so unförmig erscheinen ließen? Sie trug schmutzige Strümpfe, als wir uns das erste Mal trafen. An sie erinnere ich mich genau. Obwohl es mitten im Sommer war, tanzte eine Schar ausgeblichener Weihnachtsmännchen um ihre Fußknöchel. Sie lag im Bett auf Zimmer elf und kniff die Augen zusammen, als wir hereinkamen.

Ich war voller Energie, als ich mit meinem Assistenzarzt und meiner Krankenschwester die Visite machte. Es war der erste Arbeitstag nach meinem Urlaub mit Lech. Der Kollege, der die Woche zuvor Oberarzt auf der Station gewesen war, unterrichtete mich über die Patienten, auch über Beatrice. In seinem Bericht über sie sagte er leichtfertig: »Die haben wir für unsere Sünden bekommen.«

Sie war in Gambia geboren und bei ihren Tanten aufgewachsen. Ihr Vater war nach Schweden gezogen, als sie fünf Jahre alt war. Als sie zehn wurde, holte er sie nach. Und die Mutter? Nirgends in ihren Unterlagen stand etwas über ihre Mutter. Nur über ihren Vater, der drogensüchtig war und sie auch probieren ließ. Und über Pflegefamilien. Und über drei Männer, die sie vergewaltigt hatten. Und über Abtreibungen. Bei der siebten Abtreibung stand eine Notiz: »Hat einen Freund, der kein Kind haben will.« Und über Selbstmordversuche, elf missglückte Selbstmordversuche. Nach dem letzten hatte der Notarzt geschrieben: »Dauergast in der Psychiatrie.« Und nicht nur dort. Sie war im ganzen Krankenhaus bekannt. Wenn man Diabetes hat, den man vernachlässigt, und dann noch Diabetes-Komplikationen und chronisches Nierenversagen, wird man Stammkunde im Krankenhaus, wie es einer meiner Kollegen ausdrückte.

Sie lag im Bett und rührte sich nicht, obwohl ich mit ihr sprach. War ihr Blutzuckerspiegel gesunken und sie bewusstlos geworden? Das geschah manchmal. Ich fasste sie an der Schulter an und schüttelte sie. Sie sah nicht auf, sie brummte nur ein wenig. Ob sie mich hören könne? Sie brummte wieder. Dann sagte sie mit einer belegten Stimme: »Ich will schlafen.«

Sie war die ganze Nacht wach gewesen. Nachts konnte sie den Dämonen nicht entfliehen. Da tat es gut, im Krankenhaus zu sein. Man konnte nach Beruhigungsmitteln verlangen und eine Weile mit der Nachtschwester reden. Zu Hause war es schrecklich. Da gab es die Schublade mit den scharfen Messern. Wenn die Dämonen kamen, musste man nach den Messern greifen und sich die Handgelenke aufschneiden, sodass man schrie. Als könnten Menschenschreie die Dämonen fortjagen.

Sie versuchte uns zu manipulieren, schlampte mit ihrer Insulinbehandlung. Sie trank zu viel, sodass sie kaum noch atmen konnte. Und das alles, um ins Krankenhaus zu kommen. Und wenn es ihr schließlich gelang, aufgenommen zu werden, tat sie alles, um auch dort zu bleiben. Sobald ihr Blutzuckerspiegel unter Kontrolle war und die Überwässerung erfolgreich behandelt war, passierte immer etwas Neues. Sie bekam Bauch- oder Herzschmerzen oder etwas anderes. Immer etwas, das man nicht so leicht abtun konnte, sondern untersuchen musste. Und gelang es einem, sie heimzuschicken, kam sie schon nach ein paar Tagen wieder. Immer nachts, wenn die Dämonen sie zwangen, zur Schublade mit den scharfen Messern zu gehen.

Ich sah das eine Handgelenk von ihr, während sie dort im Bett lag. Es war übersät mit Narben und schmal, fast wie das eines Kindes. Selbst die Hand war kindlich, mit dicken Fingerchen und unlackierten Fingernägeln, an denen ein banger Mund herumgebissen hatte. Ein Mund, der wie eine Schwiele aussah.

Es kam wie befürchtet: Sobald ich sie in einen Zustand gebracht hatte, in dem sie nach Hause hätten gehen können, geschah etwas Neues. Und ich sprach mit ihr unter vier Augen, jeden Nachmittag eine Weile, als hätte das etwas ändern können. Obwohl alle sagten, es sei hoffnungslos, und obwohl ich wusste, dass es so war. Aber dennoch.

Einmal sprachen wir über Gambia, über die Stadt Kanifing, aus der sie stammte, eine richtig beschissene Stadt, wie sie sagte. Und ich lernte: Eine Stadt wird beschissen, wenn es ein Tor gibt, ein rostiges sonnenheißes Gittertor, durch das sich eine Hand streckt. Eine große starke Hand, die man mit seiner kleinen Hand festhalten will. Als gäbe es Hände, die einen gegen alles beschützen können. Und dann gibt es Tanten auf der Seite des Tores, wo man selbst steht, die einen wegreißen. Und einen wütenden Vater.

Das war alles, was sie von ihrer Mutter noch in Erinnerung hatte: eine Hand, die sich durch ein Tor streckt. Und eine Stimme, die wie eine weiche warme Brust war, an die man sich lehnen kann. Kein Gesicht. Nichts anderes. Sie gab es nicht, sagten ihre Tanten und ihr Vater.

Es gab auch nicht das Land, von dem ihr Vater gesprochen hatte. Sie erinnerte sich nicht einmal daran, was das für ein Land war. Auf jeden Fall kein Land mit Gittertoren. In das Land, in das sie gekommen war, gab es überall Gittertore. Sie hatte sich niemals ein Land mit so vielen Gittertoren vorstellen können. Geschlossene Gittertore mit einbruchssicheren Schlössern, hinter denen die Schweden ihr geborgenes Leben lebten. Während sie draußen mit ihrer Sehnsucht stand.

Es geschieht etwas, wenn jemand mit einer klanglosen belegten Stimme das Wort Sehnsucht ausspricht. Als ob man unerwartet eine verständliche Sprache hört. Und beide verstehen sie. Sodass man dann über alles reden kann. Sogar darüber, wovon noch schwerer zu erzählen ist als von Vergewaltigungen, Abtreibungen und Messern. Dass man immer noch hofft, dass es sie irgendwo gibt, eine große starke Hand.

Das Schlimmste sei die Einsamkeit, sagte sie. Einsam zu leben in einer Wohnung in Skärholmen. Weder Betonwände noch geschlossene Fenster oder Türen hindern die Dämonen. Nur, wenn man mit jemandem zusammen ist. Im Krankenhaus ist man mit Menschen zusammen, auf eine gewisse Art und Weise zumindest.

Aber man kann ja nicht in einem Akutkrankenhaus wohnen. Vielleicht in einer Therapieeinrichtung. Beatrice war früher in einer aufgenommen worden, in der man sich sehr gut um Patienten mit ihrer Art von Problemen kümmerte. Aber das war vor acht Jahren, bevor ihre Nieren versagten. Danach war es ihr nie wieder gelungen, dort einen Platz zu bekommen.

Doch nun versuchten wir es wieder, ihr Psychiater, ihr Sozialarbeiter und ich. Wir vereinbarten ein Hilfeplangespräch. Es war der 28. Juni, ein schwüler Sommertag, der mit einem großen Gewitter enden sollte, als hätte der Himmel am Treffen teilgenommen.

Wir saßen im Besprechungszimmer der Station: Beatrices Psychiater und ich saßen an der einen schmalen Seite des Tisches. An der rechten Langseite saßen die Sachbearbeiterin für sozialpsychiatrische Einrichtungen, ihre Ferienvertretung sowie der Sachbearbeiter der Sozialbehörde. An der linken Langseite saß unsere Sozialarbeiterin. Beatrice wollte bei keinem von uns sitzen. Sie saß einsam an der anderen Kurzseite. Denn das sei doch ein Gericht, sagte sie, als sie sich setzte. Die Sachbearbeiterin für die sozialpsychiatrischen Einrichtungen wies mit einer gewissen Schärfe darauf hin, dass wir uns getroffen hätten, um Beatrice zu helfen. »Gut«, sagte Beatrice. Dann sagte sie eine lange Weile nichts mehr.

Ich stellte eine Zusammenstellung von Beatrices Krankenhausaufenthalten vor, die deutlich zeigte, dass sie nicht in der Lage war, allein zu wohnen. Es war notwendig, einen Platz in einer Therapieeinrichtung für sie zu beschaffen – andernfalls würde sie sich früher oder später das Leben nehmen. Die Sachbearbeiter hörten zu. Die Bearbeiterin für die sozialpsychiatrischen Einrichtungen runzelte die Stirn: Und was sei mit Beatrices Nierenversagen?

Das sei unproblematisch, solange auf sie geachtet werde, sagte ich.

Aber was sei mit ihrem Diabetes, sinke ihr Blutzuckerspiegel nicht manchmal so, dass sie bewusstlos werde?

Selbst das würde sich bessern, antwortete ich, wenn Beatrice nicht mehr allein wäre.

Aber könnte es vielleicht doch passieren?

Natürlich, im schlimmsten Fall. Aber das Risiko würde sich verringern, wenn sie betreut würde.

Das Risiko müsse Null sein, sagte die Sachbearbeiterin aus der Sozialpsychiatrie. Das Personal in der Therapieeinrichtung sei nicht ausgebildet, um körperlich Kranke zu betreuen.

Ich versuchte sie zu überzeugen, dass es funktionieren würde. Wenn Beatrice nicht allein wäre, würde sie sich besser um ihren Diabetes kümmern. Und sie könnten uns jederzeit anrufen. Und im schlimmsten Fall, falls Beatrice wider Erwarten dennoch bewusstlos werden würde, könnte man immer noch den Notarzt rufen.

Das geht nicht, sagte die Sachbearbeiterin.

Wie wir auch argumentierten, sie blieb standhaft wie ein Fels. Aber ginge vielleicht ein Pflegeheim für körperlich Kranke?

Das geht nicht, wenn man Borderline hat, sagte der Sachbearbeiter der Sozialfürsorge.

Aber, fragte ich, gebe es denn keine Einrichtung, in der Menschen betreut werden, die psychisch und physisch krank sind?

Die Antwort, in tausend Entschuldigungen und Ausflüchte verpackt, war Nein. Ein Nein wie eine Steinwand, die nicht weicht, nicht einmal dem eindringlichsten Flehen.

Beatrice stand auf. Sie war nicht mehr schwarz, sie war ganz grau geworden. Und sie sagte, mit einer sehr belegten Stimme, sie müsse etwas erzählen. Als sie 14 Jahre alt war, sei sie in eine Pflegefamilie gekommen, die sie sonntags mit in die Kirche geschleppt hatte. Es sei verdammt langweilig gewesen, vor allem die Predigt. Doch sie erinnerte sich an ein Wort. Es nahm sie gefangen, sie blieb hängen an ihm wie ein Fisch an der Angel: Barmherzigkeit. In ihr bildete sich die feste Überzeugung, dass jemand, der es schwer hat, mit Barmherzigkeit rechnen kann. Aber jetzt begriff sie: Es war beschissenes Gerede, genauso wie alles andere, was gesagt wurde. Wir könnten uns alle zum Teufel scheren, zusammen mit der Barmherzigkeit. Und dann rannte sie hinaus. Als unsere Sozialarbeiterin sie festzuhalten versuchte, schlug Beatrice nach ihr.

»Ach du lieber Gott«, sagte die Sachbearbeiterin der sozialpsychiatrischen Einrichtungen.

Ich hatte große Lust, ihr zu erzählen, was Alois, der dicke kleine Priester aus meiner Kindheit, gesagt hatte: dass die Menschen Gott helfen sollen, denn er werde mit Millionen von Gebeten überschüttet. Aber ich sagte nichts. So etwas sagt man nicht bei einem Hilfeplangespräch. Stattdessen fragte ich, was wir nun tun sollten. Beatrices Behandlung in der Nierenklinik sei abgeschlossen, sie sei in einem körperlichen Zustand, der ihre Entlassung ermöglichte. Aber ich könne sie nicht heimschicken.

»Warum nicht?«, fragte die Sachbearbeiterin. »Wir könnten den Sozialdienst einschalten.«

»Kommen die auch nachts?« Das hätte ich nicht zu fragen brauchen, denn ich kannte die Antwort. Nachts würde Beatrice weiterhin allein sein.

Ich versuchte, nach der Besprechung mit Beatrice zu reden. Es gelang mir nicht. Sie wollte bloß eine Extradosis Beruhigungsmittel. Es gibt Augenblicke, wo man einschlafen muss.

Und es gibt Arbeitstage, die einen schwer und müde machen. Sodass man auf dem Heimweg nur dasitzt und vor sich hin starrt, während die S-Bahn durch die Vororte rast. Und mit einem Mal tauchte eine Erinnerung in mir auf an einen Herbsttag in München. Es hatte gestürmt. Lech und ich waren herumspaziert und hatten das Laub über die Straßen wirbeln sehen und es gehört. München war eine raschelnde Stadt geworden, wie in meiner Kindheit.

Am Abend hatte ich Lech eine Geschichte von W. G. Sebald vorgelesen. Der Erzähler sitzt im strömenden Regen im Bus auf dem Weg nach Hause, nachdem er mehrere Jahre im Ausland gewesen ist. Und plötzlich klart es auf, und die Landschaft beginnt zu glänzen. Auf einem grünen Feld sieht er ein paar ganz kleine weiße Hühner, die sich von ihrem Haus entfernt haben, ein Stück so lang wie die Ewigkeit. Und er begreift nicht: Warum geht ihm der Anblick dieser kleinen Hühnerschar, die sich so endlos weit ins offene Feld hinausgewagt hat, so sehr ans Herz?

Ich erinnere mich, dass ich danach eine Weile schwieg. Auch Lech sagte nichts. Er streichelte nur meine Wange.

In der Nacht nach dem Hilfeplangespräch bekam Beatrice heftige Angst. Der diensthabende Arzt verordnete mehr Beruhigungsmittel. Ich sah, dass sie sich in die Lippen gebissen hatte, als ich mit ihr am nächsten Morgen sprach. Sie würde sich das Leben nehmen, sagte sie. Ob ich ihr ein Messer besorgen könnte? Oder sie würde sich zu Tode stürzen. Sie müsste bloß das Fenster öffnen und den Sprung machen.

Ich rief den diensthabenden Psychiater. Selbstmordkandidaten behandelt man in der psychiatrischen Abteilung, mit sicherem Abstand zu Messern und Fenstern im achten Stock. Beatrice wurde dort vier Wochen lang betreut. Ich kam manchmal zu Besuch. Sie war ruhig, außerordentlich ruhig, fast wie erloschen.

Als sie entlassen wurde, kam sie nach drei Tagen wieder in die psychiatrische Klinik zurück, bewusstlos nach einer Überdosis Beruhigungstabletten. Dann wurde sie überwässert und kam zu uns in die Nierenklinik.

Eines Tages traf ich sie im Aufenthaltsraum. Sie starrte auf ein Bild in einem Buch, das jemand dort vergessen hatte. Und sie weinte mit einem gurgelnden Laut, als würde ein ganzes Meer von Trauer in ihr aufquellen.

Warum sie weinte? Sie zeigte auf das Bild. Am unteren Bildrand sah man ein Stück Erde, kalt und dunkel. Dann sah man den Himmel. Und Flügel, überall waren Flügel, Flügel, die nicht flatterten, sondern vibrierten. Flügel, die das Licht schluckten.

»Das sind komische Vögel«, sagte ich.

»Das sind Heuschrecken«, erwiderte sie.

Bekam sie Angst vor ihnen?

»Nein«, sagte sie. »Nur eine verdammte Lust zum Weinen. Dieses ganze Fliegen.«

So vergingen die kommenden Monate. Krankenhausaufenthalte, Entlassungen und »wie ein Bumerang zurück«, wie ein Kollege es ausdrückte. Am 30. November wurde sie nach einem erneuten Selbstmordversuch eingeliefert und in der psychiatrischen Abteilung betreut. Am 24. Dezember bekam sie die Erlaubnis, nach Hause zu gehen. Sie bestritt alle Selbstmordgedanken, sie wolle wie normale Menschen Weihnachten zu Hause feiern.

Der Sozialdienst fand sie am 25. Dezember bewusstlos, kurz vor sieben Uhr in der Früh. Sie hatte sich die Handgelenke aufgeschnitten und eine Überdosis Insulin genommen. Sie wurde auf die Intensivstation gebracht und künstlich beatmet. Am gleichen Abend stellte man fest, dass sie hirntot war und schaltete das Beatmungsgerät ab. Um 22:34 Uhr den 25. Dezember wurde sie für tot erklärt. Wir wussten, dass es geschehen würde, wir wussten es vorher.

Wie sagte ich? Auch wenn die Steinwand nicht weicht, nicht nach unserem eindringlichsten Flehen, sollte niemand allein vor dieser Wand stehen. Nicht ein einziger Mensch. Auch Beatrice nicht.

Das Leben: Mühsal und Freude

Wenn Mutter niedergeschlagen war, fragte Vater: »Na, meine Süße, hast du wieder im Buch der Prediger gelesen?«

Der Prediger im Alten Testament redet von der großen Nichtigkeit: »Es ist alles ganz eitel. Was hat der Mensch für Gewinn von all seiner Mühe, die er hat unter der Sonne?« *(Prediger 1, 2+3)*

Gewiss, nichts ist beständig, keine Siege sind ewig. Küsse und Liebkosungen sind vergänglich. Das Glück ist ein Funke, der schnell verglüht. Aber dennoch lieben die meisten Menschen das Leben. Denn viel schlimmer – das Schlimmste – wäre, wenn man aufhören würde zu leben. Das wäre schlimmer als alle Qualen und alle Mühsal.

Mutters Grundeinstellung war: Das Leben ist Mühsal. Vater dachte nie so, obwohl er schwer arbeiten musste. Als ich klein war, waren wir arm. Vater machte Überstunden, zum Beispiel damit wir nach Paris fahren konnten, wo er als junger Mann gelebt hatte. Ein ganzes Jahr schuftete er für die Reise. Er wollte uns das Haus zeigen, in dem er gewohnt hatte, und Leonardos Madonna in der Felsengrotte im Louvre, mit das Erstaunlichste, das er je gesehen habe. Und wir sollten das Licht in den Tuilerien sehen, in dem alles schwerelos wird, nur für einen Augenblick, bevor die Sonne untergeht. Dann sollten wir in der Brasserie Bofinger Austern essen, die schimmernd auf einem Eisbett lägen. Mutter und er würden echten Champagner trinken, selbst ich sollte ein Schlückchen probieren dürfen. Ein ganzes Jahr lang gingen wir immer wieder durch ein geträumtes Paris, bis wir ins richtige kamen. Das Merkwürdigste war, alles war tatsächlich so, wie Vater es beschrieben hatte. Nur die Austern waren eklig, auch wenn sie wenigstens schimmerten. Als wir wieder heimkamen, spazierten wir im Paris unserer Erinnerung und zeigten einander alle Herrlichkeiten ein ums andere Mal.

Antonovsky betonte, dass Menschen, die ein Kohärenzgefühl besitzen, Vertrauen und Zuversicht für das Leben empfinden. Für sie ist es etwas, das der Mühe wert ist. Mutter hatte nicht allzu viel Vertrauen ins Leben, es war ihr zu mühselig. Aber dennoch: Es war doch besser als der Tod.

Als ich darüber mit Lech sprach, erwähnte er den Philosophen Karl R. Popper, den Ludwig Wittgenstein, ein anderer Philosoph, mit einem Feuerhaken bedroht hatte. Popper, der sehr musikalisch war und Musik studiert hatte, spricht von zwei verschiedenen Haltungen in der Musik, dem Subjektivismus und dem Objektivismus. Beethoven repräsentiert für ihn die subjektivistische Haltung, er strengte sich unheimlich an, um seine Gefühle, seine Schmerzen, seine Qual auszudrücken. Dagegen vergaß Bach sich selbst in seinem Werk, er gab sich ihm völlig hin. Das Objekt, die Musik, war das Wichtigste. Da war keine Rede über irgendeine Mühsal.

»Kann man diese Unterscheidung nicht auch auf unsere Lebenseinstellungen übertragen?«, fragte Lech. Da fiel es mir wie Schuppen von den Augen: Mutter hatte in allem nur die Mühsal gesehen, Vater dagegen das Leben. Ist es nicht das, worauf auch Antonovsky abzielt? Dass die Menschen, die Vertrauen ins Leben besitzen, ihre Aufmerksamkeit auf das Ziel und nicht auf die Mühe richten? Mühe ist nur ein notwendiges Übel.

Aber wie kann man dann erreichen, dass ein Mensch nur noch auf das Ziel schaut, besessen davon ist und sich selbst vergisst? Wie schafft man es, bei jemandem ein brennendes Interesse zu wecken? Soll man zeigen, wovon man selbst besessen ist, und ständig darüber sprechen? Das behaupten auf alle Fälle Großvater, Vater und Lech: Besessenheit kann ansteckend sein – sehr sogar.

Die Geschichte von Gottlieb und dem Schmied

Wenn es etwas gab, was der Schmied in meiner Heimatstadt hasste, dann war es Untätigkeit. Untätigkeit machte ihn wütend. Es ging ihm nicht um wohlverdiente Ruhe, das war etwas ganz anderes. Aber dass ein Mensch einfach nichts tat, dass er sich für nichts interessierte! Der Schmied interessierte sich einfach für alles. Für die Weltpolitik, König Salomo, der merkwürdigerweise sowohl das Buch des Predigers als auch das Hohelied geschrieben hatte, für die steigenden Kartoffelpreise, für das beste Mittel gegen drohenden Haarausfall. Mit dem Schmied konnte man einfach ein Gespräch über alles führen.

Jemand, über den der Schmied sich wahnsinnig ärgerte, war Gottlieb. Gottlieb war der uneheliche Sohn der Wäscherin unseres Städtchens. Er war so dick wie seine Mutter, dick und rot im Gesicht, mit struppigem blondem Haar. Und er war schweigsam und unbeholfen. Er schaffte nicht mal einen einfachen Purzelbaum. Ich war richtig gut, wenn es ums Purzelbaumschlagen ging, sogar bei der Flugrolle. Ich machte den Absprung über ein hohes Seil und schlug einen Purzelbaum in der Luft, sozusagen fliegend. Gottlieb dagegen flog nie.

Nach der Schule saß er stundenlang auf der Treppe vor der Wäscherei, ohne zu verfolgen, was um ihn herum geschah. Stunde um Stunde. Er saß einfach da, wie ein dicker festgeklebter Klumpen. Manchmal, wenn der Schmied zum Tabakladen wollte, der in der gleichen Straße lag, ging er an Gottlieb vorbei und fragte ihn gereizt, ob er denn nichts anderes zu tun hätte. Und Gottlieb schaute ihn an mit seinem flackernden Blick. Aber er antwortete nie.

Der Schmied hatte selbst zwei Kinder. Einen schmächtigen Sohn, der Dichter werden wollte (und später Filialleiter bei der Post wurde – was nach Meinung des Schmieds ein verwandter Beruf war). Und hatte eine Tochter, die wahnsinnig schnell laufen konnte und später in die deutsche Olympiamannschaft kam. Der Sohn war nur damit beschäftigt, Gedichte zu schreiben, die den Schmied begeisterten, vor allem die Reime. Und das Mädchen spielte den ganzen Tag lang mit ihren Freunden »Himmel, Hölle, Fegefeuer«. Gedichte schreiben und Hüpfkasten-Spiele waren eindeutig sinnvolle Beschäftigungen. Aber auf der Treppe zu sitzen, nur herumzusitzen, das war die Untätigkeit *par excellence*.

Den Schmied beschäftigte sehr die Vergänglichkeit des Lebens. Sie sei für ihn wie ein Joch, das den Menschen auferlegt worden sei, sagte er und schaute zu den Bergen, als könnte von dort ein rettender Ritter kommen. Deshalb sei es wichtig, sogar lebenswichtig, dass Menschen ihre kurze Lebenszeit sinnvoll anwendeten.

Vielleicht war er Schmied geworden, um die Vergänglichkeit zu besiegen. Eisen währt lange, fast ewig, wenn man es mit einem Menschenleben vergleicht. In seiner Freizeit baute er Modelle aus Eisen, kleine Kopien, mit denen er die Wirklichkeit bewahren wollte. Zunächst ein Modell der Schmiedewerkstatt, mit allen Details, mit einem Pferd, dem Bauern, der es hielt, und mit sich selbst neben der Feuerstelle, bereit, das glühende Hufeisen für immer aus dem Feuer zu holen.

Dann folgte das Rathaus mit dem alten Stadtbrunnen, in dem die Karpfen hartnäckig im Kreis schwammen, als gäbe es einen Ausweg. Und die Kirche mit dem Glockenturm und dem moosbedeckten Dach, auf dem 27 klitzekleine Dohlen saßen. Das waren nur seine ersten Arbeitsstücke gewesen. Dann war er bereit: Jetzt wollte er sein Hauptwerk schaffen, ein Eisenmodell der gesamten Stadt.

Will man ein Modell bauen, das die Wirklichkeit abbildet, muss man sich alles aus der Nähe und ganz genau ansehen. Dann ist das Vermessen der nächste Schritt. Dabei können einem Stadtpläne nicht helfen, sondern man muss Häuser und Straßen selbst abmessen. Der Schmied begann damit in der Stadtmitte bei der Kirche. Und es war wirklich kein Kinderspiel. Er benutzte ein Maßband – und das verwickelt sich leicht, wenn man auf das eine Ende einen Stein legt und mit dem anderen Ende losmarschiert. Es wäre einfacher gewesen, wenn er jemanden gehabt hätte, der das andere Ende festgehalten hätte. Doch ein kluger Mann weiß sich selbst zu helfen.

Als er zur Straße kam, in der die Wäscherei lag, begann er zu fluchen. Denn auf den runden glänzenden Steinen des Kopfsteinpflasters rollte der Stein, der das Maßband halten sollte, immer wieder weg, ein ums andere Mal. Er versuchte es noch einmal – und noch einmal, immer wieder, während Gottlieb auf der Treppe saß und nichts als Löcher in die Luft guckte. Da verlor der Schmied jäh die Fassung und wetterte los. Kannst du Rotzjunge mir wohl helfen! Schluss mit dem Faulenzen! Halt das Band fest, beweg dich, verdammt noch mal, mach endlich!

Gottlieb stand langsam auf, errötend und mit einem Blick, der wie eine Glühbirne flackerte, die nicht richtig in der Fassung festgeschraubt ist. Er kniete sich auf das Kopfsteinpflaster und hielt das Maßband fest, während der Schmied seine Messungen vornahm.

Als der Schmied fertig gemessen hatte, stand der Junge auf, unbeholfen, mit Straßenstaub auf den dicken roten Knien und mit einem Blick, der noch immer etwas flackerte.

Es gibt etwas, das man nicht sehen kann, ohne dass etwas in einem geschieht. Der Schmied ging auf Gottlieb zu und schüttelte ihm die Hand. Er würde ihm gerne danken, sagte er. Ohne ihn hätte er es nicht geschafft. Ob er vielleicht auch morgen Zeit hätte? Da bräuchte er nämlich wieder Hilfe.

Sie vermaßen den Ort zusammen, und obwohl er klein war – er hatte nur siebentausend Einwohner –, brauchte es dazu einige Wochen. Während sie arbeiteten, erzählte der Schmied. Alles Mögliche, die ganze Zeit. Es begann mit den Pflastersteinen. Er bat Gottlieb, sie genau anzuschauen.

Und Gottlieb blickte aufs Pflaster, wobei er vollkommen hilflos aussah.

»Natürlich glaubst du, Kopfsteinpflaster ist gleich Kopfsteinpflaster«, sagte der Schmied.

Gottlieb errötete, als hätte der Schmied sein Geheimnis erraten.

»Selbstverständlich glaubst du das«, sagte der Schmied ganz heiter. »Als ich so alt war wie du, dachte ich das auch.« Aber, sagte er – niemand begriff, woher er das alles wusste –, es gebe solche und solche Pflastersteine. Weiße Kieselpflastersteine, die in der Sonne schimmerten, graue Gletscherpflastersteine, die das Eis blank gemacht habe, und Katzenkopfpflastersteine, die man auf den Äckern und im Flussbett finde und die ihren Namen daher hätten, weil sie so groß seien wie kleine, süße Katzenköpfe. Ob er überhaupt ein Haustier habe?

Gottlieb schüttelte den Kopf, während er auf das Kopfsteinpflaster starrte.

Solle er aber haben, meinte der Schmied. Am besten eine Katze. Es gebe kein anderes Tier, das so leicht zu halten sei. Anhänglich und selbstständig. Und nützlich, denn eine Katze halte Ratten fern. Obwohl, wenn es zu viele Ratten gebe, helfe nur Rattengift. Ob er übrigens wisse, wie Rattengift wirke?

Gottlieb schüttelte wieder seinen schweren Kopf.

Die Ratten würden verbluten, rief der Schmied. Blut fließe dann aus allen ihren Körperöffnungen, das könne man sich kaum vorstellen. Hätte man schon im Mittelalter Rattengift gekannt, wäre die Pest chancenlos gewesen. So aber seien ein Drittel der Menschen in Europa gestorben, auch die Schmiede und die Jungen. Denn die Ratten hätten die Flöhe verbreitet, die Überträger der Pestbazillen. Doch nun sollten sie sich lieber über etwas Lustigeres unterhalten. Ob er schon mal einen Flohzirkus gesehen hätte?

Gottlieb schüttelte erneut den Kopf.

Ein Flohzirkus, so der Schmied, gehöre zu den allereigentümlichsten Dingen des Lebens. Es sei wirklich erstaunlich, einem kleinen Floh zuzusehen, wie er einen Wagen zieht oder einen winzig kleinen Ball in ein Tor schießt. Manchmal habe er den Eindruck, Gott selbst habe sich solche Kunststücke ausgedacht, um die Menschen zu lehren, dass sich selbst in einem Floh etwas Besonderes verbergen kann. Und, was sage Gottlieb jetzt dazu? Wenn er zu einem Flohzirkus eingeladen würde, käme er dann mit?

Es war das erste Mal, dass Gottlieb etwas sagte, ein schwaches kleines Ja.

Im Herbst erreichten sie mit ihren Vermessungen den Ortsrand. Dort befanden sich ein Kloster aus dem Mittelalter und eine alte römische Ruine, ein Wachtturm an der alten Grenze des Römischen Reiches. Nachdem sie dort mit ihren Vermessungen fertig waren, ließen sie sich eine Zeit lang nieder. Man konnte von hier weit über das Tal schauen, durch das sich ein Fluss schlängelte, bis hin zu den blauen Bergen in der Ferne. Der Schmied meinte, vielleicht hätte früher genau hier ein Römer gestanden, genau an dieser Stelle, an der sie nun saßen, und den gleichen Fluss, das gleiche Tal, die gleichen Berge betrachtet und sich nach Hause gesehnt. »Oder er hat sich noch weiter weg gesehnt«, sagte Gottlieb.

Der Schmied, der selten stumm blieb, schwieg lange. Dann sagte er, er habe noch nie etwas so Kluges gehört, nicht ein einziges Mal.

Zwei Wochen später hatten sie alles fertig vermessen. Dann begannen sie zu bauen. Der Schmied formte und schweißte. Gottlieb malte an. Man sah die beiden häufig im Ort, wie sie mit Farbproben umhergingen, um sie mit der Wirklichkeit zu vergleichen. Manchmal diskutierten sie intensiv. Einmal, als ich an ihnen vorbeiging, sagte der Schmied: »Ja, beinahe.« Aber Gottlieb bestand darauf, dass es ganz genau sein müsse. Exakt. Da lachte der Schmied und schlug ihm auf die Schulter. Gottlieb kicherte. Und seine Augen flackerten kein bisschen mehr.

Sogar in der Schule hatte der Junge danach angefangen zu kichern. Als wir die Wale durchnahmen, konnte Gottlieb sich nicht zurückhalten. Er musste erklären, was er vom Schmied gehört hatte: dass nämlich Wale ihre Augen jeweils seitlich am Kopf hatten, weit auseinander, und eben nicht vorn nebeneinander wie die Menschen. So sähen sie jeweils zwei Seiten der Welt und eine große Dunkelheit dazwischen. Und hinter den Augen säßen die Ohren, winzig kleine Öffnungen, kleiner als ein Pfennig. Man könne sich fragen, was die hören konnten. Selbst der Lehrer war verblüfft. Das war sehr interessant, sagte er. Gottlieb sei klug wie eine Eule. Und einer von uns rief huuuhuu, und alle lachten, selbst Gottlieb, der auch huuuhuu rief, huuuhuu, huuuhuu, immer wieder. Bis wir uns schließlich alle vor Lachen wälzten, auch Gottlieb und der Lehrer.

Nach drei Jahren war das Modell unseres kleinen Ortes fertig. Alle, auch der Bürgermeister, kamen, um es sich anzuschauen. Auch Vater und Mutter und ich. Ich erinnere mich, wie Gottlieb sprach, er war so redselig.

Als Lech und ich vor einigen Jahren auf dem Stuttgarter Flughafen waren, kam uns ein blonder Mann entgegen, mit federndem Schritt und athletischem Körper. Es war Gottlieb. Er erkannte mich sofort wieder. Bei mir brauchte es eine Weile, bis ich ihn wiedererkannte.

Er arbeite als Restaurator, erzählte er. Er war auf dem Weg zu einer Dorfkirche in der Nähe von München, wo es ein paar alte Fresken über Josefs Leben gab. Am merkwürdigsten sei das Bild, sagte er, auf dem Josef im dunklen Brunnen saß.

»Das würde ich gern sehen«, sagte ich.

»Ja, das solltest du«, entgegnete er. Er gab mir eine Wegbeschreibung. Dann trennten sich unsere Wege und wir machten uns auf den Weg zu unseren Flugzeugen.

Ich erzählte Lech die Geschichte von Gottlieb und dem Schmied. Er fragte, ob es das Modell immer noch gebe.

Es steht im Heimatmuseum, mit einem kleinen Schild, das der Bürgermeister bei der ersten Führung laut vorgelesen hat, während Gottlieb und der Schmied daneben standen: »Ein wirklichkeitsgetreues Abbild unserer Stadt, gemacht vom Schmied Adolf Häberle und seinem Lehrling Gottlieb Weinberg 1957–1960.« Ich erinnere mich, dass der Schmied außerordentlich zufrieden war. Und dass Gottlieb strahlte. Wenn wir das nächste Mal dorthin fahren, werde ich Lech das Modell zeigen.

Einen anderen Menschen in sein Dunkelstes begleiten und im eigenen Dunkelsten sein

Es gibt Berufe, in denen es um Leben und Tod geht, wo man sich immer wieder mit existenziellen Fragen auseinandersetzen muss. Zu ihnen gehört der Arztberuf. Wie in meiner Fachrichtung, wo Patienten mit einem schweren chronischen Nierenleiden sterben, wenn sie keine Dialyse bekommen. Was macht man, wenn man einen nierenkranken Patienten hat, bei dem der Krebs schon gestreut hat und wo die Dialyse einzig dazu führt, dass sein Leiden verlängert wird? Was macht man, wenn eine Patientin die

Dialyse ablehnt, obwohl die Behandlung der einzige Weg für sie ist, um zu überleben? Was können wir tun, wenn ein Patient Todesangst hat oder Todessehnsucht?

Vielleicht geht es bei allem darum, was Großvater die schamlose Neugier nannte und Elizabeth Costello in Coetzees Text »das Schreiben nach Diktat«. Dass man in der Lage ist, allen Stimmen zuzuhören, ohne davor zurückzuscheuen und ohne zu verurteilen: den Stimmen derer, die Angst haben vor dem Tod, und derer, die sich danach sehnen, den Stimmen derer, die sterben, und derer, die traurig am Bett des Sterbenden sitzen. Richtig zuzuhören, das sei entscheidend, sagte Großvater. Man kann unbeteiligt zuhören, sich sogar in den Ängsten und Leiden der anderen suhlen. Man kann aber auch zuhören wie jemand, der mitfühlt und der Verantwortung übernimmt.

Aber um einen anderen Menschen in sein Dunkelstes begleiten zu können, muss man erst sein eigenes Dunkel aufsuchen, sagt der Psychiater Johan Cullberg.

Man darf den existenziellen Fragen nicht ausweichen. Hat das eigene Leben einen Sinn? Hat das Leben überhaupt, hat die Welt einen Sinn? Wie sollen wir uns zu unserer Vergänglichkeit verhalten: dass wir sterben werden, ganz gleich, was auch immer wir tun? Wie soll man sich mit der Vorstellung, sterben zu müssen, versöhnen können, wenn das Leben so wunderschön ist?

Man müsse nicht gebildet sein, um diese Fragen zu stellen, sagt der Pädagoge Hartmut von Hentig, aber man müsse es sein, um sie auszuhalten. Das verhindere, dass man in nächstbeste Gewissheiten fliehe, in Mythen, Dogmen und Ideologien. Oder dass man sich, weil es keine verlässlichen und sicheren Erkenntnisse gibt, mit dem begnüge, was man wissenschaftlich beweisen kann.

»Der Mensch muss sich (…) jenen Fragen aussetzen«, schreibt von Hentig. »Sie geben ihm ein Bewusstsein von der Grenze der menschlichen Vernunft und nötigen zugleich zu deren äußerster Anstrengung. Wer keine Beunruhigung durch letzte Dinge zeigt, bleibt ein unzuverlässiger, weil unkritischer, und ein geistig armer, weil geistig oberflächlicher Mensch. Wenn Bildung dazu beitragen soll, uns vor einem zweiten Auschwitz zu bewahren, dann muss sie zu jenen Fragen ermutigen, ihnen Sprache geben, ihnen einen hohen Rang einräumen, damit die Menschen Zeit und Ernst auf sie verwenden.«

Man muss über diese Fragen sprechen, sagte Großvater. Um sich klarer darüber zu werden, wo man selbst steht, und um seine eigene Position zu prüfen. Und um Stallwärme zu bekommen. Stallwärme war ein Ausdruck, den Großvater mochte. In einem Stall stehen die Tiere zusammen und wärmen einander, während draußen die Stürme toben und Todeskälte um sich greift. Auch die Menschen müssen einander wärmen, da DAS uns alle eines Tages aus diesem Leben reißen wird. Lech zitiert oft Thomas Mann: »Der Mensch soll um der Güte und Liebe willen dem Tode keine Herrschaft einräumen über seine Gedanken.«

Die Geschichte von Elsa und dem Adler

Als ich die alte Elsa nach Luft schnappen hörte – sie war gerade mal den kurzen Weg vom Wartezimmer in mein Sprechstundenzimmer gelaufen –, musste ich an das Blaukehlchen denken, das ich auf Öland gesehen hatte. Es war im Frühling gewesen, als die Zugvögel zurückgekommen waren. Das Blaukehlchen saß in einer kleinen Spalte in einer Mauer, völlig ermattet nach der langen Reise. Es schaffte es nicht weiterzufliegen, nicht einmal, als ein kleiner Junge ihm sich näherte. Es saß einfach da, zitternd und nach Luft schnappend, ein kleines schutzloses Leben. Genau wie Elsa, die sich auf den Stuhl vor mir sinken ließ.

Sie kam von ihrem Kardiologen, der sie zu mir überwiesen hatte, weil man gerade eine Niereninsuffizienz bei ihr entdeckt hatte. Man hatte eine Ultraschalluntersuchung gemacht, die Schrumpfnieren zeigte. Sie litt also an einem chronischen Nierenleiden, das weit fortgeschritten war. Wahrscheinlich würde sie bald dialysiert werden müssen.

Sie war 72 Jahre alt und wohnte einsam in einem großen, alten Haus. Dort gebe es viele stille Räume, sagte sie. Ihr Mann sei vor drei Jahren gestorben. Er sei der liebste Mensch der Welt gewesen. Und lustig, sie hätten viel zusammen gelacht. Nun lache sie kaum mehr. Außer wenn ihr Junge mit seiner Familie zu Besuch käme.

Einsamkeit sei eine Sache, die man als Mensch wohl aushalten müsse. Aber ob man die Herzschmerzen aushalten müsse? Eine Zeit lang habe sie es geschafft, aber nun nicht mehr. Nun seien es die allerschlimmsten Schmerzen, wie ein Raubtier, das sich an ihrem Herzen festklammere. Sobald sie sich anstrenge, sei es da. Und es werde immer schwieriger, es abzuschütteln. Bestimmt könne man es mit einer Operation entfernen. Aber, hatte ihr der Kardiologe schon gesagt, das Operationsrisiko sei sehr hoch. Es könne passieren, dass sie die Operation nicht überlebe.

Und das wolle sie natürlich nicht.

»Sie denken vielleicht, dass ich verrückt bin«, sagte sie. »Aber in Narkose sterben – das ist doch, als würde einem der eigene Tod genommen.«

Wir trafen uns regelmäßig. Sie bekam eine Nierendiät und Medikamente, die, so gut es ging, die Störungen mindern sollten, die durch ein chronisches Nierenleiden entstehen. Und wir sprachen miteinander. Ob sie zur Dialyse wolle? Sie wolle nichts, sagte sie: keine Dialysebehandlung, keine Herzschmerzen, keinen Tod. Alles zusammen ging natürlich nicht. Sie war ratlos. Sie ängstigte sich. Es sei noch ein Raubtier aufgetaucht, sagte sie, nämlich die Todesangst. Dass man sterben würde und für alle Zeiten tot sein würde, sei das Schlimmste überhaupt, schlimmer noch als die Schmerzen. Und dann gab es noch etwas anderes, was sie traurig machte: dass auch ihr Mann endgültig tot sein würde, wenn sie sterben sollte.

»Aber Ihr Sohn erinnert sich doch an ihn«, sagte ich.

»Natürlich«, entgegnete sie, »aber er erinnert sich nur an seinen Vater, nicht an meinen Mann.«

Wochen vergingen. Sie magerte ab. Ihr Körper wurde zu einer schmächtigen kleinen Hülle, die man leicht hätte wegblasen können. Ihr Gesicht war von einem Netz aus Falten gezeichnet. Sie hatte große braune Augen, die auf einmal merkwürdig jung aussahen, als seien die Jahre in dem Augenblick verschwunden, als sie sich entschieden hatte: Sie wollte keine Dialyse. Als sie es mir mitteilte, umklammerte sie ihre Knie. Und ich sah: Die Haut auf dem Handrücken war dünn und durchscheinend. Das Blut in den Handvenen war fast schwarz.

Sie hatte Schwierigkeiten, in ihrem großen, stillen Haus zurechtzukommen. Ich besorgte ihr einen Platz in einem Pflegeheim, ich hielt Kontakt mit dem dortigen Arzt und rief sie hin und wieder an. Sie werde immer schwächer, sagte sie. Das Nierenversagen und die Herzschmerzen raubten ihr die Kraft, immer stärker, immer heftiger. Dann sei da die Angst vor dem Tod, gegen die sie sich nicht wehren könne. Aber Morphium wolle sie nicht. Nur ein wenig von Zeit zu Zeit, wenn sie es gar nicht mehr aushalten könne. Sie wolle, wenn es eben ging, bei klarem Bewusstsein bleiben. Man sterbe schließlich nur einmal, sagte sie.

Eines Morgens, als ich sie anrief, erzählte sie von der vergangenen Nacht. Als sie es nicht mehr habe aushalten können, sei der Pflegehelfer gekommen. Ein junger, großer Kerl, der sie auf den Armen bis zum Schwimmbecken getragen hatte. Er habe sie dann auch durch das Wasser getragen, wie ein kleines Kind. Sie habe ihren Kopf an seine breite Brust gelehnt, an einen großen dicken tätowierten

Adler mit ausgebreiteten Flügeln. Sie hatte die Augen geschlossen. Das Wasser sei so weich und warm gewesen. Da hätten die Raubtiere ihren Griff gelockert und seien weggeflossen. Alles sei ein einziges großes Fließen geworden. Und dann habe sie gedacht: Jetzt könnte ich sterben.

Sie starb die darauffolgende Nacht im Schlaf. Sie habe sehr friedlich ausgesehen, sagte der Arzt. Ich fragte, wer sie gefunden habe. Er wusste es nicht. Wahrscheinlich die Nachtschwester, sagte er, oder ein Pflegehelfer. Ich hoffte, es war der mit dem Adler.

Werner Aspenström schrieb:

> Neulich sah ich einen jungen Pfleger,
> wie er etwas unternahm gegen das Heimweh einer
> alten Frau.
> Arm in Arm trabten sie über den Flur,
> vorbei an den hilflosen Ölbildern,
> bis Wände und Dach besiegt waren.
> Es geschah nicht durch Psalmgesänge
> oder Schulmedizin.
> Ich weiß nicht, wie sie das schafften,
> die Selbstverständlichen.
> Nur ein Sieg für einen Nachmittag?
> Als bestünde das Leben nicht zum Großteil
> aus Vormittagen und Nachmittagen.

Die Glücklichen

Großvater sagte: Man muss von denen erzählen, die einem Geschenke gemacht haben, dann bleibt alles in Erinnerung, die Gebenden und die Geschenke.

Als ich Britta das erste Mal sah, war sie eine große, kräftige Frau um die siebzig mit weißen, offenen Seejungfrauhaaren. Sie kam mit ihrer Gehhilfe hereingestürzt, fluchend, denn die Beine taten ihr weh. Das kam, wenn sie zu schnell ging. Aber warum ging sie dann nicht langsam? Niemals, entgegnete sie, wenn ich doch mein Leben lang schnell gegangen bin.

Ich hatte eine Studentin bei mir, ein schüchternes junges Mädchen. Wir fragten Britta nach ihrer Krankheitsgeschichte, sie hatte ein mäßiges Nierenversagen. Als sie untersucht und abgehört werden sollte, zog sie ihr Kleid über den Kopf, ein rotes, schönes Kleid mit großen gelben Blumen. Und dann saß sie da in ihrer Unterhose und ohne BH, wie eine Fruchtbarkeitsgöttin, mit riesig großen weiß schimmernden Brüsten. Und mitten auf der einen Brust – meine schüchterne Studentin errötete und ich verlor kurz den Faden – prangte eine klar und deutlich sichtbare Bissspur. Britta sah uns amüsiert an. »Ach, wissen Sie«, sagte sie mit einem entzückenden kleinen Lächeln, »gestern war mein Freund zu Besuch.«

Ab dem nächsten Mal kam ihr Freund immer mit. Jedes Mal gab es einen fantastischen Auftritt. Zuerst stürzte Britta mit ihrer Gehhilfe herein, immer in irgendein dramatisches, gemustertes Kleid gehüllt, und dann Rune, ein feingliedriger, pensionierter Bankangestellter mit feinem Anzug und Krawatte, der trippelte, weil er Parkinson hatte. Und sie waren wahnsinnig vergnügt, man sah, dass sie einander mochten.

Eines Tages waren sie besonders ausgelassen. Sie wollten heiraten und auf Safari in Afrika gehen. Wie in aller Welt sollten sie das schaffen? »Kein Problem«, sagte Rune. Er habe einen geländegängigen Rollator aufgetan, der in der Schweiz verkauft würde. Sollte es damit nicht funktionieren, »werden einige nette Eingeborene Britta auf einer Sänfte tragen«. Und wenn sie von Löwen angegriffen würden? Klar, dann könnten sie nicht flüchten, keiner von ihnen. Aber das wäre zumindest ein großartiger Tod, besser als ein Dahinsiechen als Pflegefall. Nein, sie wollten unbedingt nach Afrika. Und Rune erzählte begeistert von den Nächten mit all den geheimnisvollen Geräuschen der Wildtiere in der afrikanischen Savanne.

»Das muss fantastisch sein«, sagte ich.

Das sei es auch gewesen, sagten sie, als sie wieder zurück waren, glücklich und heil.

Es gibt Gespräche, die einen sehr, sehr fröhlich machen. Und man kann eine Menge aus ihnen lernen. Auch über Leben und Tod.

Über Bärte und den magischen Augenblick

Aus Ratgebern und allen möglichen Kursen kann man viel über Gesprächsführung lernen. Zum Beispiel, dass man mit sogenannten offenen Fragen beginnen sollte, damit das Gegenüber frei erzählen kann. Dass man mitfühlend sein und dem anderen zustimmen soll und dass man zusammenfassen soll, was man gehört hat, damit der andere es bestätigen oder berichtigen kann.

Und man lernt dort etwas über psychische Mechanismen, wie Menschen sich im Gespräch verhalten, zum Beispiel über Projektionen, bei denen der andere versucht, seine Ängste auf einen zu übertragen, sodass man selbst anfängt zu schaudern, wenn man nicht gelernt hat, damit umzugehen. Oder über Abwehrmechanismen, beispielsweise dass man das Schreckliche leugnet, als hätte es niemals stattgefunden. Man kann sich vieles aneignen, wenn man Bücher liest oder Kurse besucht. Allerdings habe ich zwischendurch immer den Eindruck, dass da doch etwas fehlt, vielleicht sogar das Entscheidende. Mir wurde das mit einem Schlag klar, als ich einen Essay von Horace Engdahl las.

Es war ein Text über Ulf Linde, der nicht nur einer der großen schwedischen Kunstkritiker ist, sondern auch einer der »Notwendigen«. Großvater sagte, es gebe Menschen, die notwendig sind, damit die Gesellschaft nicht das Wichtigste aus dem Blick verliere. Engdahl berichtet von seiner ersten Begegnung mit Ulf Linde im Restaurant *Den Gyldene Freden*, wo er ein Forschungsprojekt präsentieren sollte. Als er mit seinen Ausführungen fertig war, wurde er sofort von Ulf Linde hart angegangen. Engdahl verteidigte sich »mit der Verzweiflung eines nichtsahnenden Reisenden, der unvermutet vom Räuberhauptmann der Gegend überfallen wird«. Während der Attacke, die eine ganze Stunde dauerte, sagte Linde etwas, das Engdahl nicht verstand: »Deine Texte haben zu viel Bart.«

Einer der Künstler, mit denen Linde sich intensiv beschäftigte, war Marcel Duchamp, der eine berüchtigte Version der Mona Lisa gemalt hatte – mit Schnurr- und Spitzbart. Der Einfall zu diesem Gemälde kam Duchamp, als er im Louvre war und Mona Lisa anschaute, die unergründlich lächelte hinter einem dicken Schutzglas, das man kurz vorher angebracht hatte. Und Duchamp hatte plötzlich gesehen, wie sich ein bärtiger Museumswächter im Glas spiegelte.

»Der Bart soll also dem Betrachter gehören und nicht dem Abgebildeten«, schreibt Engdahl, »genauer gesagt, einem Betrachter, der Kunst mit musealem Blick sieht, jemandem, der Teil des Kulturapparates ist. Auf die gleiche Weise hat sich ein tiefsinniger Interpret nach dem anderen diesem verglasten Bild Duchamps genähert, die rätselhaften Formen betrachtet, die im Durchsichtigen schweben, und geglaubt, Offenbarungen zu sehen, wo er in Wirklichkeit doch nur sein Spiegelbild sah. Er hat geglaubt, etwas zu deuten, wo er doch nur Theorien im Bild fand, die er selbst hinzugefügt hatte – seinen eigenen Bart.«

Engdahl führt weiter aus: »Mit einem Kunstwerk in Berührung zu kommen, ist für Linde gewissermaßen eine Begegnung von Angesicht zu Angesicht, sodass die Spiegelung aufhört. Das kann nur geschehen, indem man das Gesehene etwas Einzigartiges und Bezwingendes sein lässt.«

Da kam mir der Gedanke: Ist es nicht so, dass sich in all diesen Gesprächsmethoden, die einem angepriesen werden, etwas Bärtiges findet? Man erlernt eine Strategie. Das Individuum wird kategorisiert und vergleichbar, es wird zu jemandem, den man nach bestimmten Regeln deuten und behandeln kann.

Aber jenseits aller Regeln und Strategien gibt es doch etwas anderes, das schwer zu fassen und zu benennen ist. Etwas, das Lech den Kern des Menschen nennt. Etwas, das man nur erkennen kann, wenn man ihm von Angesicht zu Angesicht gegenübersteht, wenn man den anderen wirklich sehen will, wenn man aufhört, sich im anderen zu spiegeln.

Bedeutet das, dass man die Methoden verwerfen soll? Nein. Wie ein Maler sein Handwerk beherrschen muss, brauchen auch wir Fertigkeiten, um ein Gespräch zu führen, besonders, wenn es bei den Menschen etwas bewirken soll. Aber Methoden allein reichen nicht. Es braucht noch etwas anderes, außerhalb aller Regeln und Codes. In seinem Essay erwähnt Engdahl Gemälde Goyas, die einen Kriegsgefangenen zeigen, dem man ein Würgeeisen angelegt hatte. Beim einen Bild malte er gemäß den Regeln, während er beim anderen anatomisch »falsch« zu malen scheint. Und da geschieht etwas Merkwürdiges: Gerade das Unsinnige, das Unmögliche, das Unrichtige wird Wirklichkeit, in der sich das Grauen in seiner ganzen Grässlichkeit zeigt. Nur eine kleine Veränderung, entgegen allen Regeln. Und plötzlich wird Kunstfertigkeit zu großer Kunst.

Das kann auch in einem Gespräch geschehen. Schlagartig nimmt man einen Menschen wahr hinter allen seinen Rollen und Masken. Man steht sich von Angesicht zu Angesicht gegenüber. Es gibt dazu einen Begriff aus dem Altgriechischen: *kairos*. *Kairos* ist der günstige Augenblick, in dem jemand verwandelt wird. Über den größten aller Augenblicke hat Aristoteles geschrieben: Wenn man seine Finger leicht, sehr leicht, auf ein befruchtetes Ei legt und man zum ersten Mal ein schwaches, sehr schwaches Pochen spürt. Ein kleines Herz, das schlägt und schlägt.

Viele haben gefragt: Wie kann man dieses Entscheidende lernen, das, was Leben spendet? In der Kunst, im Theater, im Gespräch? Alle erkennen ihn, wenn er jählings da ist: der magische Augenblick. Und viele haben eine Antwort versucht: Es geht um vollständige Präsenz, um volle Konzentration. Man vergisst sich selbst, während man über seine gesamten Kenntnisse und Fertigkeiten verfügt. Genauso ist es. Aber das sind nur die Voraussetzungen. Dann braucht es noch etwas anderes, damit das Entscheidende geschieht.

Die Geschichte von Harry

Man hätte glauben können, Harry sei von unserem Herrn in einem begnadeten Augenblick erschaffen worden. Denn Harry war schön, mit dem Körper einer griechischen Götterstatue, honigblondem Haar und samtbraunen Augen, die glitzern und funkeln konnten, dass die Mädchen bebten. Harry wusste das auch. Er war ein Goldjunge, dem alles glückte. Er hatte ein Fahrradgeschäft, das großartig lief. Er war mit einer Frau zusammen, die auch aussah wie eine griechische Göttin. Und sie bekamen zusammen ein Kind, den kleinen Mats. Einen Jungen mit honigblondem Haar.

Als Mats zwei Jahre alt war, wurde er plötzlich bleich und schwach. Harry und seine Frau fuhren mit ihm zum Kindernotdienst in mein Krankenhaus. Der diensthabende Arzt stellte fest, dass der Junge schwer krank war.

Er hatte ein hämolytisch-urämisches Syndrom (HUS), bei dem die roten Blutkörperchen zerstört werden, was zu schwerem Blutmangel führt. Auch die Anzahl der Blutplättchen verringert sich dramatisch, sodass es zu massiven Blutungen kommen kann. Und die Nieren können versagen, dass man keinen Urin mehr bildet und der Körper von Schlackstoffen vergiftet wird. Üblicherweise ist es eine besondere Art von Darmbakterien, die diese Krankheit verursachen.

Bei Mats wurde sofort mit Plasmapheresen behandelt, bei denen man das Plasma des Patienten gegen Plasma von gesunden Blutspendern austauscht. Er bekam auch Dialysebehandlung, um das Blut von Schlackstoffen zu reinigen. Normalerweise wird man nach zwei bis drei Wochen wieder gesund. Nicht so Mats. Seine Krankheit ließ sich in den Griff kriegen, doch seine Nieren erholten sich nicht. Der Junge musste weiter zur Dialyse.

Das ist nicht einfach: Ein kleiner zweijähriger Junge, der dreimal die Woche ruhig liegen und für vier Stunden an den Dialyseapparat angeschlossen werden soll. Und der nicht so viel zu trinken bekommen darf, wie er möchte, weil er keinen Urin mehr produziert. Es ist einfach ein Elend, wenn ein kleines Kind zur Dialyse muss.

Daher bemüht man sich, dass Kinder möglichst schnell eine Nierentransplantation bekommen. Und es ist natürlich am besten, wenn es einen lebenden Spender gibt, der eine seiner Nieren wegschenken will. »Selbstverständlich bin ich für meinen Sohn da«, sagte Harry. Und er spendete seine eine Niere, damit Mats um die Dialysebehandlung herumkam.

Ich schaute am Tag nach der Transplantation bei ihnen vorbei. Mats ließ Wasser, was das Zeug hielt, und trank große Mengen Kakao. Und Harry sagte: »Jetzt bin ich wieder der glücklichste Mensch auf Erden.«

Das Glück währte acht Monate. Dann bekam Mats einen neuen Krankheitsschub. Es war schlimm. Seine roten Blutkörperchen wurden wieder zerstört, das Nierentransplantat versagte. Und diesmal wurde auch sein kleines Gehirn in Mitleidenschaft gezogen, er wurde bewusstlos. Da lag er, eine bleicher, kleiner Junge mit honigblondem Haar, nicht ansprechbar, in einem Bett auf der Intensivstation, mit Schläuchen überall. Und wir kämpften um sein Leben. Er bekam intensive Plasmapherese- und Dialysebehandlungen, er bekam alles, was wir geben konnten. Und Harry schrie: »Ihr müsst ihn retten!«

Mats starb an einem Freitagabend um sieben Uhr. Wir weinten zusammen mit Harry und seiner Frau. Daran gewöhnt man sich nie, dass ein kleines Kind stirbt, selbst wenn man als Arzt an den Tod gewöhnt ist.

Harry und seine Frau vergingen fast vor Trauer. Sie konnten nur auf eine Art überleben: indem sie ein neues Kind zeugten. Und Harrys Frau wurde schnell wieder schwanger. Die Schwangerschaft war unkompliziert. In der 42. Woche kam es zum Blasensprung und sie fuhren ins Krankenhaus. Harry hatte sich da schon seit einigen Tagen seltsam müde gefühlt, aber nichts gesagt. Auf dem Weg zur Entbindungsstation traf ihn im Krankenhauskorridor einer meiner Kollegen, der ihn gut aus der Zeit mit Mats kannte. Er fand, dass Harry bleich aussah, und fragte ihn, wie es ihm ginge. »Ein bisschen müde, ein bisschen Kopfweh und nur wenig Appetit«, gab Harry zu. »Das ist wohl meine Art, mit schwanger zu sein.« Der Kollege veranlasste, dass einige Tests gemacht wurden – nur zur Sicherheit –, während Harry auf der Entbindungsstation wartete.

Ich werde diesen Moment niemals vergessen. Ich saß neben meinem Kollegen, als er die Schnellergebnisse der Labortests bekam. Er verstummte, und ich las selbst: Harrys rote Blutkörperchen waren kaputtgegangen, er hatte kaum mehr Blutplättchen und eine furchtbar schlechte Nierenfunktion ... Das war ... Nein, es war unfassbar, aber es war wahr. Harry war am hämolytisch-urämischen Syndrom erkrankt. Derselben Krankheit, an der sein Sohn gestorben war. Und das, während seine Frau gerade dabei war, ein neues Kind zu gebären.

Da kam uns der Gedanke: Wenn dies nun nicht die gewöhnliche Form der Krankheit war, die von Bakterien ausgelöst würde, sondern die viel seltenere, erbliche Form? Welche immer wieder in Schüben kommt während des ganzen Lebens. Und manchmal kommt der erste Krankheitsschub spät. Was, wenn Harry diese Form der Krankheit hatte und Mats sie geerbt hatte? Und gerade wurde ein weiteres kleines Kind geboren, gerade jetzt, wo Harry sofort behandelt werden musste.

Wir riefen auf der Entbindungsstation an. Es könnte noch viele Stunden dauern, bis das Kind auf die Welt käme, sagte die Hebamme. Was sollten wir tun? Wir gingen auf die Entbindungsstation, wo Harry bei seiner Frau saß, die dort bereits in ihren Geburtswehen lag. Wir baten ihn um ein Gespräch. Er weigerte sich, mit uns in ein anderes Zimmer zu gehen. Seine Frau sollte alles mitanhören.

Das war eines der schwersten Gespräche, die ich jemals in meinem Ärzteleben geführt habe. Ihm zu sagen, dass er nierenkrank sei und sofort behandelt werden müsse. Harry sagte nur ein Wort: »Nein!« Und seine Frau fragte, zwischen ihren Wehen: »Ist es die gleiche Krankheit, die Mats hatte?« Sie sah mich an wie ein Mensch in Todesangst. Sollte ich die Wahrheit sagen?

»Ich weiß es nicht«, antwortete ich. Ich dachte, ich müsste mich ruhig und sicher anhören. Ich konnte sie nicht in einen Abgrund der Angst stürzen, nicht jetzt, wo sie ihr Kind auf die Welt bringen sollte. Ich sagte: »Ich glaube das nicht. Es gibt so viele andere Krankheiten, und die können wir heilen. Und das werden wir, das müssen wir.« Ich hatte nicht das Herz, die Wahrheit zu sagen.

Harry weigerte sich, mit uns zu kommen. Aber wir konnten ihm Medikamente geben, die er auf der Entbindungsstation einnehmen konnte. Erst als seine Frau einen gesunden Jungen zur Welt gebracht hatte, ging er mit zur Plasmapherese- und Dialysebehandlung. Er lag in seinem Dialysebett und hatte die Augen geschlossen, ein stummer, bleicher Mann mit honigblondem Haar.

Er musste mehrere Wochen im Krankenhaus bleiben. Die Diagnose wurde bestätigt: hämolytisch-urämisches Syndrom. Wir konnten seine Krankheitsschübe in den Griff bekommen, doch wir konnten, wie bei Mats, seine Nierenfunktion nicht retten. Auch Harry benötigte weiterhin Dialysebehandlung, fünf Stunden dreimal die Woche.

Es fiel ihm unglaublich schwer, das zu akzeptieren. Dass er gezwungen war, seine Art zu leben aufzugeben. Dass er keine sechs Tage die Woche mehr arbeiten konnte. Dass er nicht nach Belieben essen und trinken konnte. Und dann diese ständige Müdigkeit! Und die Angst! Denn die Krankheit kam immer wieder in schweren Schüben. Eines Tages kam er sogar auf die Intensivstation, in denselben Raum, in dem Mats gestorben war. Als ich in der Nacht nach ihm sah – ich hatte Dienst –, sagte Harry zu mir: »Es ist die Hölle, so zu leben.« Das Einzige, was ihn noch aufrechterhielt, war die Hoffnung auf eine Nierentransplantation.

Und die fand statt, nach drei Jahren bekam er die Niere seines Schwagers. Und sie funktionierte. Harry jubelte. Er verabschiedete sich von uns und sagte: »Wenn Sie wüssten, wie froh ich bin, Sie nicht mehr sehen zu müssen.« Drei Monate später – nur drei kurze Monate – bekam Harry einen neuen schweren Krankheitsschub, der das Nierentransplantat zerstörte. Die Niere musste entfernt werden und Harry musste wieder zur Dialyse.

Er war verzweifelt. Sein Körper, der immer sein ganzer Stolz, seine Freude, seine Lust gewesen war, verriet ihn. Er hatte Angst zu sterben. Jeden Tag lauerte der Tod im Hintergrund. Wie sollten er und seine Familie damit leben?

Am Schluss konnte seine Frau es nicht länger ertragen. Sie verließ ihn und nahm den Jungen mit. Harry war nun einsam. Er war krankgeschrieben, seit die Krankheit zum ersten Mal ausgebrochen war. Eine Krankheit, die niemand heilen konnte. Doch trotzdem, im Innersten wollte er leben. Und er entschloss sich, auch für seinen Jungen, zu einem neuerlichen Versuch mit einer Nierentransplantation.

Es dauerte zwei Jahre. Dann bekam er eine Niere von einem hirntoten Spender transplantiert. Doch diese funktionierte nur halbwegs. Es gab postoperative Infektionen, und nach einem halben Jahr kam es zu neuen Krankheitsschüben, zwar nicht so schwer wie zuvor, doch mit jedem Schub funktionierte das Transplantat schlechter. Nach drei Jahren stand Harry wieder an der Schwelle zur Dialysebehandlung. Und er entschied sich: Jetzt ist Schluss.

Ihm ging es so schlecht, dass er im Krankenhaus landete. Ich war Oberärztin auf der Abteilung. An einem späten Nachmittag setzte ich mich an sein Bett. Es war still. Das Einzige, was man hörte, waren die Rufsignale von anderen Krankenzimmern und die Schritte der Krankenschwestern auf dem Flur. Und das schwache Rauschen der Ventilation, wenn man genau horchte.

»Harry«, sagte ich. »Sie wissen, was geschieht, wenn Sie die Dialyse verweigern.«

Er schaute mich an. Er war merkwürdig ruhig, als hätte er sich entschieden.

»Ja, ich sterbe«, antwortete er. »Und das will ich auch. Das hier ist kein Leben, an einer Krankheit zugrunde gehen, die man nicht heilen kann.«

»Das kann sich ändern«, sagte ich. »Es wird intensiv geforscht.«

»Hören Sie auf«, sagte er, »schauen Sie es sich doch an!« Er nahm die Decke weg und riss sein Krankenhaushemd hoch. Er war abgemagert, er hatte keine Muskeln mehr, sein Körper war voller Narben.

»Und Ihr Sohn?«, fragte ich. »Findet er es schrecklich, Sie zu umarmen?«

Harry gab mir einen müden Blick. »Es geht um etwas anderes. Ich kann einfach nicht mehr. Und wenn Sie schon den Jungen ins Spiel bringen: Er soll mich so nicht sehen. Er soll keine Angst um mich haben müssen. Begreifen Sie das nicht? Es kommt ein Punkt, und dann ist Schluss!«

Er schloss die Augen wieder. Und augenblicklich verstand ich: Er stand nicht mehr auf der Schwelle. Er hatte sie bereits überschritten.

»Harry«, sagte ich. Er antwortete nicht. Dort, wo er sich befand, gab es keine Worte.

Auf seinem Nachttisch lag eine Kinderzeichnung. Ein Mann, der auf etwas saß, wohl auf einem Fahrrad, vor einem großen schwarzen Haus mit vielen Fenstern. Vielleicht war es unser Krankenhaus. In einer Ecke des Bildes stand ein winzig kleiner Junge: Nur ein Strich mit einem kleinen Kopf und großen, ausgestreckten Händen, aber ohne Füße. Die Füße des Jungen hatte der Zeichner vergessen. Und da kam es, es befiel mich, das alte Gefühl.

»Harry«, sagte ich, »diese Zeichnung da …« Er hielt die Augen geschlossen und weigerte sich, mich anzusehen.

»Als ich klein war, im gleichen Alter wie Ihr Sohn, hatte ich einen Freund«, sagte ich. »Er war erwachsen und hieß Johannes. Er hatte keine eigenen Kinder. Aus irgendeinem Grund hing er an mir. Er verstand mich. Es gab niemanden, der mich so verstand wie er. Ich fühlte mich geborgen, und das Leben war herrlich und leicht mit ihm.

Aber eines Tages, als ich zu ihm nach Hause kam, war die Tür geschlossen. Sonst stand sie immer offen. Ich klingelte immer wieder, bis jemand öffnete. Es war nicht Johannes, sondern seine Frau. Und ihr Gesicht – dass ein Gesicht einem großen schwarzen Stein gleichen kann … Und sie sagte, Johannes sei nicht zu Hause. Dass es ihn niemals mehr geben würde. Dann schloss sie die Tür. Und ich stand da.

Johannes hatte sich das Leben genommen. Er hatte mich verlassen. Die Finsternis war zu groß geworden. Das zählte mehr als alles andere, mehr als die Liebe eines Kindes. Ich war allein. Ich war nicht wert genug gewesen, als dass er für mich hätte weiterleben wollen.«

Harry lag unbeweglich in seinem Bett. Dann sagte er: »Der Teufel soll Sie holen!«

Und ich entgegnete: »Er hat mich schon geholt, und es hat mehr als 30 Jahre gebraucht, ihm zu entkommen. Begreifen Sie?«

Harry schwieg. Nach einer langen Zeit sagte er: »Okay, machen Sie eine Dialyse.« Seitdem geht er wieder zur Dialysebehandlung. Er hat inzwischen wieder zwei kleinere Krankheitsschübe gehabt. Er hat eine Frau gefunden, die ihn und seinen vernarbten Körper mag. Und er hat ein gutes Verhältnis zu seinem Sohn Kalle, der jede zweite Woche bei ihm wohnt und gesund ist.

»Können Sie sich vorstellen«, sagte Harry neulich zu mir, »Kalle und seine Freunde wollen, dass ich Trainer ihres Fußballteams werde.«

Da sagte ich zu ihm: »Zum Teufel, Harry, das ist ja toll!«

Dann dachte ich, es ist vielleicht so, wie Tomas Tranströmer schrieb: dass das hier vielleicht nur das erste Kapitel einer sehr starken Geschichte ist, an der ER da oben, wenn es IHN denn gibt, schreibt.

Eines Abends, als ich an meinem Schreibtisch saß und arbeitete, trat Lech mit einem kleinen, dünnen Buch ins Zimmer, das er gerade gelesen hatte: *Brief des Lord Chandos an Francis Bacon* von Hugo von Hofmannsthal.

»Hör zu«, sagte er. »So wunderbar schreibt er: ›Als könnten wir in ein neues, ahnungsvolles Verhältnis zum ganzen Dasein treten, wenn wir anfingen, mit dem Herzen zu denken.‹«

Wir schwiegen eine Weile. Dann ging Lech wieder hinaus, mit seinem warmen kleinen Lächeln.

Eine Art Liebe

Aber können wir denn niemals lernen, *kairos*, den magischen Augenblick, zu schaffen? Warum gibt es Schulen und Kurse, wenn uns Theorien, Fachbegriffe und Regeln dabei nicht helfen können? Ist das eine Folge der ungeheuren »Bärtigkeit« unserer Gesellschaft? Oder kann man es doch – wenigstens etwas – lernen?

Viel kann man von den Meistern lernen. Es gibt auch Meister in der Kunst der Gesprächsführung. Hört man ihnen zu, geschieht manchmal das Magische. Man spürt es schon, bevor es geschieht. Es ist wie ein Sog. Etwas wird aufgesogen, aus einem dunklen Tief, hin zur Oberfläche, die sich mehr und mehr dehnt. Und es entsteht eine Spannung. Und so werden sie ausgesprochen, genau die richtigen Worte. Und alles öffnet sich. Erlebt man so ein Gespräch immer wieder, kann man sich darin üben, für das Magische empfänglich zu werden, man spürt, wenn es auf dem Weg ist, am Rhythmus des Gesprächs, dem Wechselspiel zwischen Sprechen und Schweigen. Denn es braucht Schweigen, damit sich das Verborgene vorwagen kann. Man kann es verschrecken, wenn man etwas zu früh sagt. Und wenn man etwas zu spät sagt, ist das Verborgene vielleicht schon wieder fort.

Es bedarf eines Zusammenspiels: »Die vollständige Aufmerksamkeit des Spielers auf den Roulettekessel sagt ihm, auf welche Zahl er setzen soll«, schrieb Engdahl.

Man kann lernen, völlig aufmerksam zu sein, ganz gegenwärtig zu sein, mit äußerster Konzentration zuzuhören und zu wissen, wann der richtige Zeitpunkt gekommen ist. Aber wie lernt man, genau die richtigen Worte zu finden?

Henri Matisse, auch einer der »Notwendigen«, seufzte ab und zu, weil er »unter zu vielen Techniken zu wählen hatte«. Sie machten ihn unruhig. Und Unruhe hindert den, der malen will. Wie fand er zur Ruhe? Er vergaß, was Kunst heißt, und malte »einfach nur drei Farben auf die Leinwand«! Genau die richtigen Farben.

Ulf Linde schrieb in einem wunderbaren Essay über Matisse: »Er kannte seine Mittel, was nicht unbedingt bedeutete, dass er sie auch beherrschte. Diese beiden Begriffe haben sich in seinem Fall gegenseitig ausgeschlossen. Immer wieder sagte er, seine Malerei sei eine Form von Liebe. Und ein Mann, der seine Frau beherrsche, lerne sie niemals kennen; sie könne niemals frei sein, sich zu offenbaren.« Das gilt auch für das Gespräch, das und noch etwas, das Linde geschrieben hat: »In der Liebe hat man keinen Stellvertreter, man kommt selbst – man ist authentisch.«

Ist das Gespräch, das menschenformende Gespräch, eine Form von Liebe? Viele wehren sich gegen diesen Gedanken, vor allem naturwissenschaftlich orientierte Menschen. Man liebt seinen Partner, seine Kinder – aber liebt man seine Patienten, seine Studenten? Auf der anderen Seite zögert man nicht zu sagen, dass man Tischlern oder Gartenarbeit liebt.

In meiner Heimatstadt lebt ein alter Schuhmacher – er ist fast 80 Jahre alt –, der immer noch Schuhe in Handarbeit herstellt. Lech bestellte ein Paar. Sie hätten sehen sollen, wie der Schuhmacher Lechs Füße maß, wie er die Rundung der Ferse fühlte und die Formen der Zehen. Und wie er dann das Leder wählte, weiches Kalbsleder, das zu Lechs Füßen passte, die starke Barfußfüße und gleichzeitig empfindlich sind. Und wir durften das Leder anfassen. Man fühle es, sagte der Schuhmacher, ob die Kälber auf der Wiese herumspringen durften oder ob sie eingesperrt waren. Und die Gerbmethoden! Das Gerben habe früher viele Wochen in Anspruch genommen. Heute dauere es nur noch einige Tage. Aber wie lange hielten Schuhe heutzutage? Im 19. Jahrhundert hielten sie ein ganzes Leben.

Und er befühlte das Leder, aufmerksam und erfahren, genüsslich und liebevoll. Er schnitt es zu, nähte Schaft und Sohle zusammen mit Ahle und Garn, das genau zum Leder passte. Genau zu den Füßen, die sie tragen sollten. Persönliche Schuhe, oder wie Lech sagte: Schuhe, die die Füße liebkosen. Der Schuhmacher liebt das Schuhemachen. Man kann nur hoffen, dass sein Wunsch in Erfüllung geht: »Wenn man nun unbedingt sterben muss«, sagte er einmal, »dann würde ich gern an meiner Schuhmacherbank sterben.«

Göran Tunström sprach von der Aufmerksamkeit der Liebe. Wer liebt, nimmt jedes Detail am Geliebten wahr. Alles ist einzigartig und wunderbar. Und man beantwortet alle Äußerungen des Geliebten zärtlich. Der Schuhmacher ist ein liebevoller Mensch. Liebevoll zu dem Material, aus dem er seine Schuhe macht. Liebevoll zu den Füßen, für die er Schuhe macht. Er macht genau die richtigen Schuhe. Gilt das nicht auch für das Gespräch?

Die Liebe spricht einen so an, dass man einfach antworten muss, hat Lech einmal gesagt. »Man gibt ihr Hals über Kopf nach«, wie Marcel Duchamp sagte, »aus einem wunderbaren und unergründlichen Zwang heraus.« Der Schuhmacher kann das Schuhemachen einfach nicht sein lassen. Matisse konnte nicht aufhören zu malen. Die Meister der Gesprächsführung können nicht aufhören mit dem Gespräch. Wenn jemand sie anspricht, müssen sie antworten. Nicht unbedingt mit Worten. Es kann auch ein flackernder Blick eines Jungen sein. Es entsteht eine Beziehung. Der andere ist nicht länger einer von vielen, er ist nicht Patient Nummero drei und dann warten noch sieben. Sondern er ist ein Mensch mit einer eigenen Lebensgeschichte, mit eigenen Gedanken, eigenen Gefühlen, eigenen Träumen, eigenen Ängsten. Wie sagte die polnische Dichterin Wisława Szymborska: Dass es nichts gibt, das gewöhnlich und normal ist. »Kein Stein und keine Wolke darüber. Nicht ein Tag und keine Nacht nach ihm. Und vor allem kein einziges Dasein auf dieser Erde.«

Es lässt sich leicht dahersagen, jeder Mensch sei einzigartig, ohne dass es etwas bedeutet. Man muss es erleben, wirklich erleben. Sich von Angesicht zu Angesicht gegenüberstehen, nah und liebevoll. Dann können sie kommen, die genau richtigen Worte.

Das Gefühl als Weg zur Erkenntnis

Lech und ich gingen den kleinen Pfad am Meer entlang, gerade da, wo das Knabenkraut wächst wie leuchtende lila Flammen. Schwalben jagten durch die Luft. Lech erzählte von einer alten griechischen Skulptur, einem hübschen Jüngling, den das Getty-Museum in Los Angeles für zehn Millionen Dollar zum Kauf angeboten bekommen hatte. 14 Monate lang hatten Experten sie untersucht – mithilfe aller zur Verfügung stehenden modernen Techniken wie Elektronenmikroskop, Massenspektrometrie, Röntgendiffraktometrie und Röntgenfluoreszenzanalyse. Sie waren dann einhellig zu dem Schluss gekommen, dass es sich um eine echte griechische Statue handelte. Und man war gerade dabei, den Kaufvertrag zu unterschreiben, als Thomas Hoving, der Direktor des Metropolitan Museum of Modern Art in New York, zu Besuch kam.

Das Getty-Museum zeigte ihm stolz seine zukünftige Neuerwerbung. Hoving betrachtete die Statue lange und sorgfältig. Die ganze Zeit ging ihm durch den Kopf: »Fälschung – das Werk ist noch ganz frisch!« Und schließlich war er überzeugt: Was er da vor sich sah, war kein bisschen antik.

Die Mitarbeiter des Getty-Museums waren schockiert: Wie um Himmels willen konnte er so etwas sagen, wo doch alle Experten, alle Untersuchungen das Gegenteil bewiesen? Hoving konnte es nicht rational erklären, aber er hatte so ein Gefühl, ein starkes, unerschütterliches Gefühl. Da er den Ruf eines soliden Kunstkenners hatte, nahm man sein Gefühl ernst und untersuchte die Statue noch einmal. Und zu guter Letzt fand man heraus, dass Hoving recht hatte: Die Skulptur war eine erstaunlich gut gemachte Fälschung. Sein Gefühl hatte ihn nicht getäuscht.

Der alte weise Aristoteles war einer von Großvaters Hausgöttern – was nicht ausschloss, dass Großvater mit ihm streiten konnte, denn selbst mit Göttern und besonders mit unserem Herrgott musste man ab und zu streiten, sagte Großvater. Aristoteles also verglich jemanden, der in jeder Situation an allgemeinen Regeln festhält, mit einem Architekten, der ein gerades Lineal benutzt, um die komplizierten Auskehlungen einer Säule zu messen. Kein guter Architekt macht so etwas. Er nimmt stattdessen ein biegsames Messband, das sich an jede Steinform anpasst.

Doch selbst wenn ein Architekt zum Messen der Auskehlungen einer Säule dieses biegsame Messband benutzt, kann das nichts aussagen über die Beschaffenheit des Steins, wie rau oder glatt er ist. Wie er sich in der Hand oder am Rücken oder an der Wange anfühlt, wenn er heiß von der Sonne oder kühl durch den Wind ist. Und wie es klingt, wenn man beispielsweise mit einem Metallstab oder einem Holzstock auf ihn schlägt. Auch wenn das Messband biegsam ist, erfasst es nur einige wenige der vielen Eigenschaften einer Säule. So ist es auch mit allen Methoden, auch den fortschrittlichen Untersuchungsmethoden des Getty-Museums – und ebenso mit unseren Gesprächsführungsmethoden. Wendet man nicht seinen ganzen Verstand, all seine Gefühle und Sinne an, kann man Wesentliches übersehen. Manchmal sogar das, was den alles entscheidenden Unterschied ausmacht.

Viele Naturwissenschaftler lächeln ironisch, wenn man über das Gefühl als einem Instrument der Erkenntnissuche spricht. Sie sollten den Artikel der amerikanischen Kognitionsforscherin Elizabeth Phelps in *Annual Review of Physiology* lesen, in dem sie die aktuelle Hirnforschung so zusammenfasst: »Um gut denken zu können, muss man fühlen.« Oder wie der Hirnforscher Gerhard Roth in einem Einleitungsvortrag auf einem großen Kongress sagte: »Wir befinden uns zu Beginn einer Revolution, die die Gedanken umwerten wird.« Einstein verstand das bereits zu seiner Zeit: »Die Intuition ist eine heilige Gabe und der rationale Verstand ist ein treuer Diener. Wir haben eine Gesellschaft geschaffen, die den Diener ehrt und die Gabe vergessen hat.«

Beim bewusst rationalen Denken ist der Mensch in der Lage, circa 50 Bits – kleinste Informationseinheiten – pro Sekunde aufzunehmen. Das unbewusste Denken dagegen, das an das Gefühlszentrum gekoppelt ist, vermag viel mehr. Es kann Informationen mit vielen Millionen Bits aufnehmen. Die Gefühle erhalten somit eine viel umfassendere Information über die Welt.

Es ist spannend, dass viele große Entdeckungen auf wenig rationale Art, sondern intuitiv gemacht wurden. Die Nobelpreisträgerin Barbara McClintock beschrieb, wie sie sich in ein saftiges Maiskorn hineinträumte, und als sie sich dort befand, innerhalb der glänzenden, harten kleinen Schale, begriff sie augenblicklich die geheimnisvollen Gesetze der Genetik. Sie hatte eine Offenbarung. Doch erst nach langem systematischen Forschen – das darf man nicht vergessen.

»Intuition« kommt vom lateinischen *intueri* – angeschaut werden, erwägen, etwas genau und aufmerksam betrachten. Nach der schwedischen Nationalenzyklopädie ist Intuition »ein unmittelbares Erfassen eines Objekts, ohne Unterstützung von Erfahrung oder intellektueller Analyse«. Als ich diese Definition Lech gegenüber erwähnte, schüttelte er den Kopf. Hoving soll ohne seine große Erfahrung zu seiner intuitiven Erkenntnis gekommen sein, dass die Statue eine

Fälschung war? Und hätte McClintock die Genetik des Maiskorns begriffen, wenn sie sich nicht vorher intensiv mit dem Problem beschäftigt hätte?

Nein, sagte Lech, Offenbarungen – religiöse oder wissenschaftliche, künstlerische oder persönliche – kommen nie wie ein Blitz vom Himmel. Auch nicht die Offenbarungen, die sich während eines Gesprächs auftun. Man muss sich einfach anstrengen. »Die Offenbarung kommt nicht zu Lauen«, schrieb Engdahl.

Die Geschichte vom Patrioten

Ich besuchte Freunde in Vevey, einem kleinen Ort am Genfer See in der Nähe von Montreux. Im Sommer haben sie immer viel Besuch. Im großen Haus wimmelte es von Leuten. Eine von ihnen war Joan aus Michigan, die sehr reich sei, flüsterte mir jemand zu, als ob ich etwas dagegen hätte tun können. Sie war eine auffällige Erscheinung, mit üppigen Formen, grünen Augen, hellbraunen Sommersprossen und langem roten Haar. Eine Frau, die Rubens gefallen hätte, der gern mollige Frauen malte.

Ihr Mann dagegen hätte Rubens echte Probleme bereitet. Er war so wahnsinnig dick, dass er jeden Bilderrahmen gesprengt hätte. Er hieß John Patrick und stammte aus einer angesehenen alten amerikanischen Familie. Er war Berufsoffizier, ein Mann mit festem Händedruck, ein Patriot, auf den die Nation sich verlassen konnte. Er war im Irak stationiert gewesen, erzählten meine Freunde, obwohl darüber eigentlich nicht gesprochen werden sollte. Auch nicht darüber, dass er seitdem ziemlich maßlos dem Essen zusprach, als versuche er, irgendetwas endlich runterzuschlucken, was auch immer das sein mochte.

Während des Abendessens saß er mir gegenüber. Es war leicht, mit ihm ins Gespräch zu kommen, obwohl ich mich nicht mehr erinnern kann, worüber wir sprachen, bloß, dass er mehrmals sagte: »It's great.« Er saß kerzengerade, als befände er sich in einem Militärlager: Camp Vevey.

Am Tag nach meiner Anreise machten wir eine Wanderung durch die Weinberge hoch über dem Genfer See, über Terrassen, die Mönche im 12. Jahrhundert angelegt haben. Es war heiß und die Sonne brannte. Leinkraut und Glockenblumen leuchteten, die ihre Wurzeln in die Spalten der alten Mauern geschlagen hatten. Und ab und zu huschte eine kleine Eidechse über die Steine wie ein rotbraun aufblitzendes Licht. Die Berge ruhten unter einem Dunstschleier. Und der See war glatt wie ein Spiegel: Hätte Gott sich vornübergebeugt, hätte er sich darin sehen können. Alle waren entzückt. Jemand sprach von Lobgesangterrassen. Und der Patriot sagte: »Yes, it's amazing.« Aber seine Augen sagten etwas anderes. Vielleicht, weil er stark schwitzte. Oder es hatte einen anderen Grund. Als wir auf den See hinuntersahen, wirkte es, als hielte er sich mit der einen Hand krampfartig an der Mauer fest.

In der Nacht wachte ich auf. Ein Kind weinte, nur eine Weile. Dann wurde es wieder still. Ich wälzte mich herum, ich konnte nur schwer wieder einschlafen. Vielleicht war es zu heiß. Ich stand auf. Es war eine klare Nacht. Man sah die Umrisse der Berge messerscharf, wie sie in den Himmel ragten. Und man sah die Sterne, winzig kleine Lichtfunken. Ich sehnte mich nach Lech. Als wir in der Wüste gewesen waren, sahen wir Sterne, so groß wie Kinderköpfe. Dann sah ich, dass jemand auf der Gartenbank saß: der Patriot, unbeweglich, wie ein Koloss.

Es geschah ein paar Tage später, während des Essens. Jemand sagte etwas über Korsika, und Joan erzählte, der Patriot und sie hätten dort ihre Flitterwochen verbracht. Sie hätten Napoleons Haus, Casa Bonaparte, in Ajaccio besucht. Sie erinnere sich, abgesehen von Napoleons Kinderzimmer, an das Bild vom Stammbaum seiner Familie – eine Eiche, die sich in einen blauen Himmel streckte, auf deren Blättern die Namen sämtlicher Familienmitglieder standen. Wenn man die Eiche näher angeschaut hätte, habe man gestaunt. Sie war aus Mädchenhaar geflochten. Ein Mädchen hatte aus Liebe zum Kaiser ihr taillenlanges Haar abgeschnitten und daraus eine Eiche geflochten.

Ich weiß nicht, ob der Patriot zuhörte. Er kaute plötzlich wie besessen. Seine Kiefer mahlten und mahlten. Ein Mann mit dichtem weißem Haar, der beim CERN, dem europäischen Kernforschungszentrum, arbeitete, fragte Joan, ob sie auch das Palais Fesch, ein Kunstmuseum, besucht hätten. »Oh yes«, antwortete Joan. Sie erinnere sich an das Gemälde einer Madonna mit singenden Engeln, das ihr und dem Patrioten gefallen hätte. Der Patriot sagte nichts.

Wahrscheinlich konnte er nichts sagen, solange seine Kiefer mahlten wie eine Maschine.

Der Mann vom CERN nahm einen Schluck Wein und fragte Joan, ob sie sich auch an die Napoleon-Skulpturen im Palais Fesch erinnere. Sie waren in einer Vitrine ausgestellt, inmitten von Tabakdosen, Taschenmessern und Knöpfen, die dem Kaiser gehört hatten. Doch man sah nur die Skulpturen, unzählige Skulpturen des Kaisers in seinen gewohnten Posen, die größte zehn Zentimeter hoch, dann kleiner und kleiner, bis man nichts mehr sah. Nur noch kleine weiße Punkte und dann ein Nichts.

Der Patriot legte die Gabel und das Messer auf den Tisch. Er wischte sich den Mund ab, als müsste er etwas wegreiben, und er starrte den Mann vom CERN an, der weitersprach. Eine der Skulpturen, die ihn stark berührt habe, zeige Napoleon auf den Klippen von St. Helena. Eingehüllt in seinen Mantel, den Hut in die Stirn gezogen, hinausstarrend über den Atlantik, als nahe von irgendwo dort die Rettung. Und das alles so groß wie eine Erbse. Das sei alles, was von der Macht und der Herrlichkeit übriggeblieben sei: eine Erbse in einer Vitrine.

Niemand sagte etwas. Der Patriot saß da, kerzengerade, aufrechter ging es nicht. Alle blickten zur Seite, sogar Joan. Er wischte sich den Mund mit seiner Serviette ab. Es sah aus, als ob seine Wangen nass geworden wären.

Nach dem Abendessen ließen wir uns im Wohnzimmer nieder. Der Mann vom CERN ging in den Garten, um eine Pfeife zu rauchen. Der Patriot ging mit. Sie blieben lange draußen. Als der Mann vom CERN wiederkam, war er schweigsam. Erst nach einer ganzen Weile nahm er wieder am Gespräch teil. Der Patriot kam nicht. Er hatte dem Mann vom CERN gesagt, dass er »unbelievably tired« sei. Als gäbe es eine Müdigkeit, die größer ist, als man glauben kann.

Ich blickte zu Joan. Großvater sagte, es gebe Augen, die wie Brunnen aussähen, wie sein Wasserbrunnen, bei dem man nicht den Grund sah, sondern nur eine schwarz gähnende Tiefe. Ich fand, Joan hatte solche Augen, zumindest in diesem Moment. Obwohl sie lachte, sie lachte so, dass ihr Haar flatterte.

Es wurde spät an diesem Abend. Ich sah in den Garten hinaus, bevor ich mich zu Bett legte. Wieder war es sternenklar. Niemand saß auf der Gartenbank. Es dauerte, bis ich in den Schlaf fand. Diese Nacht schlief ich tief.

Zwei Tage später reisten Joan und der Patriot weiter nach Italien. Am selben Nachmittag fuhren ein paar von uns nach Le Bouveret, einem kleinen Ort, wo die Rhône in den Genfer See fließt. Ein ganzer Fluss, der in einem See verschwindet, sagte jemand. Oder vom See getragen wird, weiter nach Genf, wo die Rhône wieder auftaucht, sagte der Mann vom CERN. Als wir am See entlangspazierten, kam unsere Unterhaltung auf den Patrioten.

Es sei ein sonderbares Gespräch gewesen, das sie im Garten geführt hätten, erzählte er. Der Patriot hatte mehr über Napoleon hören wollen. Er hatte den CERN-Mann gefragt, worüber Napoleon wohl nachgedacht hatte, als er über den Atlantik hinausgestarrt hatte.

Wie sollte der Mann vom CERN das wissen? Er fragte seinerseits den Patrioten.

Der wusste es nicht. Aber, sagte der Patriot, es gebe Bilder, von denen man sich nicht befreien könne.

Das kann wohl sein, entgegnete der Mann vom CERN.

Vielleicht, sagte der Patriot, sah Napoleon, wie Moskau brannte. Vielleicht sah er die Verkohlten. Und die halb Verkohlten, denen der Wind Haare ausreißen konnte. Konnte er das gesehen haben? Vielleicht war das der Augenblick, in dem er aufgab.

Der Mann vom CERN bekannte, dass er die Geschichte nur ungenau in Erinnerung hatte. Wenn man sich mit Kernphysik beschäftige, habe man keine Zeit, über so etwas nachzugrübeln. Er erzählte dem Patrioten von seiner Forschung, von der Suche nach den rätselhaften Teilchen, Higgs-Bosonen, von denen man annahm, sie entstünden, wenn Protonen zusammenstoßen. Und es entstehe eine Hitze, die hunderttausendmal heißer sei als die im Inneren der Sonne. Eine solche Kollision solle bald in Genf herbeigeführt werden. Und dann sei man in der Lage zu begreifen, was bislang noch unbegreiflich sei. Auf jeden Fall hofften er und seine Kollegen das.

Der Patriot hörte genau zu und stellte einige Fragen. Genau wie in einem gewöhnlichen Gespräch zwischen zwei interessierten Menschen. Dennoch hatte der Mann vom CERN die ganze Zeit über das Gefühl, er bewege sich auf dünnem Eis und das Wasser grolle in der Tiefe unter ihm.

Mehrere Monate später erzählten meine Freunde aus Vevey, der Patriot sei nach der Rückkehr von der Europareise in eine Psychiatrische Klinik eingeliefert worden. Er habe eine schwere Depression bekommen, sich in Behandlung begeben und seinen Dienst in der Armee quittiert. Was er nun anfangen solle, wisse er nicht.

Joan meldete sich ab und zu. Wenn man sie fragte, wie es dem Patrioten ginge, sagte sie: »Great!« Auch ihr ging es immer »great«. Einmal sprachen meine Freunde selbst mit dem Patrioten. Er fragte, wie es mit der Forschung nach den Higgs-Bosonen stand. Er denke oft über sie nach. Woran er sonst noch dachte, sagte er nicht. Auch da nicht.

Die Geschichte von der Kriegswitwe

Wusste der Psychiater des Patrioten, was geschehen war? Meine Freunde sagten, er habe es nicht einmal Joan berichtet, so behauptete sie zumindest. Ging es um etwas, was im Irak passiert war? Hatte der Patriot getötet? War er Zuschauer gewesen? Opfer war er ja wohl nicht, aber man weiß nie.

Was weiß man über einen Menschen, wenn er das Wichtigste nicht erzählt, das, was sein ganzes Leben überschattet? Warum ist es manchmal so schwer, einem anderen etwas zu erzählen? Das kann doch nicht nur daher kommen, dass es dabei nur um Schreckliches geht. Natürlich kann man vor dem Schmerz zurückschrecken, der wieder geweckt wird, wenn man sich an das Schreckliche erinnert.

Aber den Schmerz mit jemandem zu teilen, kann befreiend sein. Meine schwermütige Mutter sah erleichtert aus, nachdem sie von der Mandel erzählt hatte und ein Fußbad nahm. Es muss noch etwas anderes geben, was das Erzählen so schwierig macht.

Ich weiß kaum etwas über das Leben des Patrioten. Aber ich weiß eine Menge über das Schweigen. Besonders über das Schweigen in meiner Heimatstadt. Vater war neun Jahre alt, als Hitler an die Macht kam. Er war ein uneheliches Kind, das bei seinen Großeltern aufwuchs. Er teilte sich ein Zimmer mit Bubi, der fünf Jahre älter war. Bubi war genau so, wie ein Junge zu der Zeit sein sollte: zäh wie Leder, hart wie Kruppstahl, flink wie ein Windhund. Und hübsch, wenn er in seiner Hitlerjugenduniform herumstolzierte, stupsnäsig und mit glattem blondem Haar. Während mein Vater schmächtig war mit dunklem krausem Haar und einer Nase, von der niemand wusste, wohin die noch wachsen würde. Und obendrein war er auch noch unehelich. Kurz gesagt, kein Junge, für den ein Großvater eine Uniform kaufen wollte. Darüber konnte Vater ausführlich berichten, wenn wir ein Schwätzle führten. Aber wir hielten niemals ein Schwätzle über die Kriegswitwe, bloß ein Gespräch, als Vater alt und krank war.

Vater war Schachtelmacher in der Kartonfabrik, die im Herzen des Ortes in der Nähe der Kirche lag. Manchmal, als ich ein Kind war und ihn nach der Arbeit abholte, hastete die Kriegswitwe, eine kleine, verschrumpelte Frau, an mir vorbei durch das Fabriktor. Sie machte abends in der Kartonfabrik sauber, sie schrubbte die Böden und putzte die Maschinen, sodass alles am Morgen glänzte.

Tagsüber sah man sie manchmal beim Einkaufen. In der Metzgerei kam sie oft uns Kindern zuvor. Wir gingen nach der Schule dorthin und kauften »Wurstabfall«, wenn es welchen gab – Wurstreste, von denen man eine ganze Tüte für zehn Pfennige bekam. Einmal, als ich im Laden neben ihr stand, schenkte sie mir ein Bonbon. Ich weiß nicht, ob ich mich dafür bedankt habe. Ich weiß nur, dass ich es in den Gully warf, obwohl es die gleiche Sorte war, die Mutter immer kaufte, Echte Bayerische Malzbonbons. Die aß ich, aber nicht das von der Kriegswitwe.

Die Kriegswitwe hatte keine Kinder. Doch sie hatte einen Sohn gehabt, der im Irrenhaus gelandet war. Vielleicht war er immer noch dort. Ich fragte nicht danach. Das hatte ich gelernt: Es gibt Dinge, nach denen man nicht fragt. Und wenn man es dennoch tut, wird man von Schweigen umgeben, ein Schweigen, das einen verschlingt. Und es ist einem, als ob man nicht mehr existiere.

Zwei, drei Jahre vor Vaters Tod saß ich in einem Archiv in Stuttgart und fand ein Büchlein über die Hitlerzeit in meiner Heimatstadt. Es hatte dort keine Judenverfolgungen gegeben, ganz einfach weil dort keine Juden gewohnt hatten. Stattdessen hatte man 27 Personen deportiert, die geistig behindert oder geisteskrank gewesen waren. Aus einem Ort, der damals 3 000 Einwohner hatte. Die Personen waren namentlich aufgeführt. Einen Namen erkannte ich wieder.

Fritz Häberle, der Sohn der Kriegswitwe, war mit 19 in der Nervenheilanstalt in Winnenden gewesen. Er hatte Engel gehört, die Tag und Nacht ihre Posaunen bliesen. Als er aus der Anstalt entlassen wurde, hatten sie sich beruhigt, sie bliesen nur noch ab und zu und bloß ein bisschen. Doch es reichte, um mit 26 anderen Personen meines Heimatortes aus »rassenhygienischen Gründen« nach Schloss Grafeneck gebracht zu werden: Die arische Rasse musste sich schützen, damit sie keine Ohren bekam, die Engel hören konnten. Denn es gibt Engel – das steht in der Offenbarung des Johannes –, die verkünden, dass nun die Zeit der Rache Gottes gekommen sei.

Was hörte Fritz Häberle, als er in das alte Barockschloss gebracht wurde? Erzählte jemand, dass hier Sänger gesungen hatten, als Herzog Carl Eugen seinen Hof zu glänzenden Festen versammelt hatte? Aber jetzt gab es kein Fest. Es war der Augenblick vor dem Nichts. Vielleicht hörte Fritz Häberle die Engel, wie sie die Posaunen bliesen – wie nie zuvor.

In dem Büchlein, das ich las, stand nichts über Engel oder Feste. Da stand nur, dass Schloss Grafeneck wegen seiner »passenden Räumlichkeiten« für die Aktion T4 ausgesucht worden war, die von Januar bis Dezember 1940 stattfand. Innerhalb eines Jahres »befreite man die arische Rasse« von 10 654 entwicklungsgestörten und geistig kranken Menschen. Die meisten von ihnen wurden vergast.

Warum hatte Vater nie davon erzählt? Er war 16 Jahre, als das passierte, nur drei Jahre jünger als Fritz Häberle. 27 Menschen können nicht einfach verschwinden, ohne dass man darüber spricht. Ihre Familien müssen darüber informiert worden sein, dass sie gestorben waren. 27 Todesnachrichten. Und alle starben am gleichen Tag. Vater muss sich gewundert haben. Und alle anderen im Ort auch.

Es war, als Vater seinen ersten Schlaganfall bekommen hatte. Er hatte sich schnell erholt, es blieb nur eine kleine Schwäche in seinem linken Arm zurück. Und er war nachdenklich geworden. Vielleicht war es diese Nachdenklichkeit, die ihn dazu veranlasste, noch einmal in unseren kleinen Ort fahren zu wollen.

Wir fuhren im Spätsommer, als die schwäbischen Täler das Grün kaum zu fassen vermochten, und wir gingen ein paar Stunden umher. Vater stützte sich schwer auf meinen Arm. Dann setzten wir uns auf die Bank vor der Kirche. Die Pflastersteine auf der Straße glänzten schwach.

Ich sah ihn an. Er war mager geworden. Über seine Schläfe ringelte sich eine Ader. Wenn ich einen Finger auf sie legen würde, könnte ich seine Herzschläge fühlen. Und plötzlich konnte ich ihn geradeheraus fragen: Hatte er Fritz Häberle gekannt?

»Natürlich«, sagte Vater. »In so einem kleinen Ort kennt jeder jeden.«

Und er erzählte: Fritz' Vater war Tischler gewesen. Er schreinerte alles, Stühle, Schränke, Betten, Särge. Von Zeit zu Zeit trank er. Einmal fiel er volltrunken in den Fluss und brach sich ein Bein. Das war in jenem Sommer, als das Flussbett fast ausgetrocknet war. Danach trank er nicht mehr, sondern wurde religiös. Auch Fritz war fromm. Er konnte große Teile der Bibel auswendig aufsagen. Und er grübelte. So war niemand besonders überrascht, als er Engelsmusik hörte.

Vater wusste also Bescheid?

»Das wussten alle«, sagte er.

»Und das andere«, fragte ich, »das, was später geschah?«

Vater betrachtete seine Hände. Sie waren schmal und hatten Altersflecken. »Woran denkst du?«, fragte er.

Ich erzählte, wie es war: dass ich ein Büchlein über Schloss Grafeneck gelesen hatte. Wusste Vater davon?

Vater schwieg lange. Dann sagte er: Natürlich wusste man es. Aber man verdrängte es schnell.

Ich erwähnte, was W. G. Sebald die »Verschwörung des Schweigens« nannte.

»Es war keine Verschwörung«, sagte Vater. »Eine Verschwörung geschieht bewusst. Das hier war schlimmer. Es war etwas, was sich in einen hineinschlich, in eine ganze Stadt, in ein ganzes Volk.«

»Wie eine Krankheit?«

Vater schwieg. Nach einer Weile sagte er: »Nein. Die Erklärung wäre wie eine Flucht.« Doch was es war, konnte er mir nicht erklären. Er hatte einfach keine Worte dafür.

Schuld und Scham

Es gibt verschiedene Arten von Geplauder. Manchmal will man nur ein bisschen zusammenklingen. In einem Gespräch muss es nicht immer um etwas Großes gehen. Obwohl es Leute gibt, die meinen, sie müssten in jedem Gespräch einen wichtigen Beitrag zur Ideengeschichte liefern.

Dann gibt es noch andere Arten von Geplauder: solche, die eine Flucht sind. Oder ein Grab, wo man das begräbt, was man loswerden möchte. Vater erzählte, dass niemand der Kriegswitwe aus dem Weg ging, als ihr Sohn verschwunden war. Man sagte weiterhin »Grüß Gott!« zu ihr. Und man sprach über das Wetter und die Kartoffelpreise. Und über eine gute Salbe gegen Erfrierungen, die sie in Schwäbisch Gmünd für ihren Mann kaufen könne, der Soldat an der Ostfront war. Aber niemand sprach mit ihr über ihren Sohn. Als hätte es ihn nie gegeben. Man verdrängte ihn aus dem Bewusstsein.

Im Medizinstudium lernte ich, dass Wunden an der frischen Luft besser heilen. Das gilt nicht nur für körperliche Wunden, sondern auch für seelische. In einem heilenden Gespräch legt man den Schmerz frei und nimmt sich seiner an. Wenn es tiefe Wunden sind, braucht man Kenntnisse und Zeit.

Dann gibt es etwas, das noch schwieriger ist. Das, was man loswerden will, weil es nicht zu dem Bild passt, das man von sich hat. Man schämt sich dafür. Oder man fühlt sich schuldig. Schuld und Scham werden gern begraben, am liebsten in den tiefsten Tiefen der Seele. Und die nagen an einem, manchmal nur wenig, manchmal sehr stark. Das, was am stärksten an einem nagt, ist am schwierigsten freizulegen.

In einem meiner alten Handbücher steht: »Scham- und Schuldgefühle sind Emotionen, welche die soziale Integration des Menschen befördern sollen.« In unserer Gesellschaft gibt es ethische Normen, die mehr oder weniger in unserem Ich verankert sind. Wobei die Normen durchaus unterschiedlich sind. Auch in unserem Land gibt es ausländerfeindliche Gruppierungen. Und es gibt Gruppen, die ihre Herzen und Häuser öffnen für die Flüchtlinge, deren Asylgesuch abgelehnt wurde, obwohl sie in ihren Heimatländern verfolgt wurden.

Handelt man gegen die herrschenden ethischen Normen, schämt man sich oder fühlt sich schuldig. Diese Schuld kann individuell sein oder für ein ganzes Volk gelten. Ich stamme aus Deutschland und weiß, was es heißt, Teil einer Kollektivschuld zu sein. Vielleicht fühlte auch der Patriot sich schuldig, wer weiß. Ich fragte nicht. Es ist wie mit dem Schmerz: Man soll keine Schuld ans Licht bringen, wenn man sie nicht handhaben kann oder will.

Dann gibt es die ästhetischen Normen. Man soll auf eine bestimmte Weise aussehen. Man soll nicht dick sein. Man soll nicht eine Brust wegoperiert bekommen haben. Man soll keinen künstlichen Darmausgang haben, bei dem der Stoma-Beutel voll Kot auf dem Bauch liegt. Viele schämen sich ihres Körpers. Viele sogar sehr. Und seinem Körper kann man niemals entkommen, solange man lebt. Natürlich gibt es auch ästhetische Normen für vieles andere, beispielsweise Kleider. Aber obwohl Kleider Leute machen, ist das eine ganz andere Sache, als dazustehen mit Sehnsucht nach Liebe und seinem armen unvollkommenen Körper.

Was kann man tun, damit Menschen ihre Scham und ihre Schuldgefühle ans Licht lassen? Genügt es, schamlos neugierig zu sein, zu fragen und zuzuhören jenseits aller Beurteilungen darüber, was beschämend und nicht beschämend, was gut und böse ist? Isaiah Berlin, der große Philosoph und Ideengeschichtler, der schamlos neugierig war, gründete das Wolfson College in Oxford, das einen Leitspruch hatte, ein Zitat des römischen Komödienschreibers Terentius, der übrigens ein freigelassener Sklave war: *Homo sum, humani nil alienum a me puto* – »Ich bin ein Mensch, nichts Menschliches ist mir fremd.« Diese Einstellung und die Überzeugung, dass es eine Zusammengehörigkeit zwischen uns Menschen gibt, sollte man zu vermitteln versuchen. Das ist das Grundlegende in einem heilenden Gespräch: Dass derjenige, der Schuld und Scham fühlt, erlebt, dass er Teil der menschlichen Gemeinschaft ist, ganz gleich, was er getan hat oder wie er aussieht. Lech pflegt den polnischen Dichter und Nobelpreisträger Czesław Miłosz zu zitieren: *… że jeste'smy wszyscy dzie'cmi Króla* – »Wir sind alle Kinder des Königs.«

Die Geschichte vom Täuble

Lech hat meinen Vater nie kennengelernt, obwohl der noch lebte, als wir uns fanden. Nachdem Vater gestorben war, hielt Lech mich in den Armen. Und ich erzählte von Vater. Meinem herrlichen musikalischen Vater, der Waldhorn spielte. Und der ständig Dinge erfand, die er sich patentieren ließ. Er war nah, ganz nahe daran, das Perpetuum mobile zu erfinden. Und Vater konnte erzählen. Alles, woran ich mich erinnern konnte, erzählte ich Lech, auch über Vaters Schwätzle und die Geschichte mit der Mandel. Ich hatte einen in jeder Hinsicht wunderbaren Vater. Ich liebte ihn. Bis Lech eines Nachts, als ich in seinen Armen lag – ich erinnere mich nicht mehr, worüber wir sprachen, aber nicht über meinen Vater –, plötzlich fragte: »Warum hast du es so schwer mit deinem Vater?«

Ich war erstaunt: Schwer? Wieso? Wo ich doch über alles fröhlich und liebevoll erzählt hatte.

»Ja«, sagte Lech, »ich weiß. Aber warum ist es so schwer?«

Wir sprachen in dieser Nacht nicht weiter darüber. Wir hörten stattdessen Musik. Lech sagte, das andere könne warten. Manchmal kann es gut sein, allein nachzudenken.

Ein paar Tage später, nach dem Abendessen, saßen Lech und ich am Küchentisch. Womit sollte ich anfangen? Lech schwieg. Sein Schweigen tut einem gut – nicht wie bei anderem Schweigen.

Als ich klein war, sprachen wir nie über das, was alle sahen: dass Vater schrumpfte. Vater hatte eine Krankheit, die

Syringomyelie hieß. Er schrumpfte, sodass er krumm wurde. Er bekam einen Buckel, mein armer Vater. Er konnte nicht länger normal und aufrecht gehen wie alle anderen, sondern hüpfte schief und hässlich wie ein angefahrener Frosch. Ich hatte einmal einen angefahrenen Frosch gesehen, der weiterhüpfte. Bis ein Lastwagen kam.

Alle starrten uns an, wenn wir durch den Ort gingen, nicht unbedingt in meiner Heimatstadt, aber später, als wir nach Stuttgart gezogen waren. Einmal wurden wir von einem alten Mann angesprochen, der Vaters Buckel antastete und fragte, ob das eine Kriegsbeschädigung sei. Ich wäre am liebsten im Boden versunken. Vater sagte nichts. Er stand nur da wie eine steinerne Statue, eine klobige, schiefe Steinstatue, und errötete. Er wurde dunkelrot, als stocke ihm das Blut in den Adern. Mutter sagte mit einer sonderbaren Stimme, die sich anhörte, als ob jemand ihre Stimmbänder abgeklemmt hätte: »Jaja, der verdammte Krieg.« Was auch immer sie damit meinte. Als wir heimkamen, schloss ich mich in mein Zimmer ein. Ich wollte sie nicht sehen. Niemanden. Vor allem nicht Vater.

Und Mutter legte sich einen Geliebten zu, einen dicken, hässlichen Kerl. Ich erwischte sie einmal zusammen. Vater wusste nichts davon. Und ich begriff plötzlich: Niemand hatte so ein schönes Gesicht wie Vater. Wenn er gespielt hatte und mit dem Waldhorn auf seinen Knien dasaß, kam so etwas Schönes in sein Gesicht. Aber das konnte mich nicht hindern – ich verleugnete Vater trotzdem.

Als ich 16 Jahre alt war und zusammen mit Igel auf der Straße stand, einem Dozenten für slawische Sprachen, der wahnsinnig verliebt in mich war, hüpfte Vater vorbei und rief: »Grüß Gott, mein Täuble!«

Igel bekam eine tiefe Falte auf der Stirn und fragte, wer das gewesen sei.

Ich antwortete schnell: »Ein Nachbar.«

Und Igel sagte, während er noch zwei Falten auf der Stirn bekam: »Der ist ein bisschen sonderbar, nicht wahr?«

Und ich sagte: »Und wie!« Ich verleugnete meinen armen, buckligen Vater.

»Verstehst du?«, fragte ich Lech. »Kannst du verstehen, wie ich war?«

»Ja«, sagte Lech und lächelte sein feines kleines Lächeln. »Ich verstehe es genau, mein kleines Täuble.«

Nachts, als ich in Lechs Armen lag, erzählte ich noch etwas anderes: dass ich meinen Vater einmal gewaschen hätte. Er hatte seinen zweiten Schlaganfall hinter sich und brauchte Hilfe. Mutter war gerade mit Herzrasen ins Krankenhaus gekommen. Oder mit Vorhofflimmern, wie wir Ärzte sagen – wenn das Herz sich in einem Zustand großer Verwirrung befindet.

Vater war nackt. Er stand in der Badewanne und hielt sich an der Wandhalterung fest, breitbeinig und zitternd. Er sah grotesk aus, mit seinem großen weißen Buckel und seinen schmächtigen Beinen. Ich wusch ihn, auch in der tiefen Hautfalte neben seinem Buckel. Die Haut war dort ganz rosa, wie die eines Neugeborenen, rosig schimmernd.

Warum möchte man am liebsten weinen, wenn man so eine Haut sieht?

Vielleicht ist es so, wie Lech damals sagte: Kein Mensch ist ohne Schuld. Das ist kein Trost und doch. Wenn man sich nur miteinander versöhnen kann. Und mit sich selbst.

Über Fröhlichkeit

Vater war ein fröhlicher Mensch. Dies schloss aber nicht aus, dass er auch verzweifeln konnte, zum Beispiel als Mutter ins Krankenhaus kam. Sobald jemandem, den er liebte, etwas geschah, bekam er große Angst. Da war er völlig wehrlos. Aber sonst war er fröhlich. Wie konnte das sein? Verdrängte er seine eigenen Schwierigkeiten? Wenn jemand sagte, man soll sich mit seinem Schicksal aussöhnen, dachte ich immer an Vater. Er muss das getan haben. Wie konnte er sonst so fröhlich sein?

Ich glaube, ich begriff etwas, als ich Michael Ignatieffs faszinierendes Buch über Isaiah Berlin las. Ignatieff schrieb es, um zu verstehen, wie ein Mann, der eigentlich seelisch hätte verletzt sein müssen, durch und durch glücklich sein konnte.

Isaiah wurde 1909 in Riga im damaligen Russland geboren. Sein Vater war wohlhabender Holzhändler, seine Mutter eine zwergenhaft kleine Frau mit üppigen Formen und dunklem wallenden Haar. Und mit einer niemals schwindenden Lebenslust und einer Gesangsstimme, die nach Isaiahs Angaben ziemlich wunderbar war.

Als Isaiah zwölf Jahre alt war, mussten seine Eltern und er nach England fliehen. Er war ein dicker Junge, mit einer großen Hornbrille, und sein linker Arm, der gelähmt war, seit man ihn mit einer Zange aus dem Schoß seiner Mutter hervorgezogen hatte, hing herunter und schlenkerte.

Er war unglaublich ungeschickt und sprach Englisch mit starkem russischem Akzent. Wie sollte ein Junge wie er auf einer englischen Schule zurechtkommen? Es klappte ausgezeichnet. Isaiah hatte eine erstaunliche Begabung, sich beliebt zu machen.

Natürlich war Vater kein Isaiah Berlin. Er war nur ein einfacher Schachtelmacher. Aber auch er war sehr beliebt. Was hatten Vater und Isaiah gemeinsam?

Beide fanden, es sei schrecklich langweilig, über sich selbst nachzugrübeln, wo es doch so viel Spannenderes gebe, worüber man nachdenken konnte. Albert Einstein beschrieb Isaiah Berlin als jemanden, der in Gottes Welttheater sitzt und jede Vorstellung leidenschaftlich verfolgt. Das konnten große Weltereignisse sein oder ein Geschäftsmann, der vorbeiging mit einem sensationellen Schnauzbart. Berlin interessierte sich für alles. Genau wie Vater. In ihren Augen wimmelte die Welt vor lauter Merkwürdigkeiten. Allein die Tatsache, dass so viele Gedanken und Gefühle Platz fanden im Gehirn, das da in seiner Gehirnflüssigkeit hin und her schwappte. Sowohl Liebe als auch Hass. Selbst der Hass war zum Staunen. Alles. Und sie wollten alles verstehen. Und da niemand alles verstehen kann, sondern im besten Fall nur einen kleinen Teil, muss man miteinander sprechen. Isaiah behauptete mit Nachdruck, dass man, um gut denken zu können, mit jemandem zusammen denken müsse. Über etwas allein nachzudenken, sei eine »Ungeheuerlichkeit«, wie er sagte. Nein, ein denkender Mensch muss Gespräche führen.

Und der Mensch, mit dem man spricht, bekommt das Gefühl, dass er etwas bedeutet. Er wird ein Kamerad auf dem Weg zum Wissen. Und es macht Spaß, mit Menschen zusammen zu sein, die einem dieses Gefühl geben. Das tat Isaiah Berlin und das tat Vater.

Aber manchmal konnte Mutter Vaters ständige Nachdenkerei satt haben. Ob er nicht mal aufhören könne mit seinen ewigen Schlaumeiereien? Da holte Vater sein Waldhorn hervor und spielte. Und dann fragte er Mutter, ob Musik nicht das Allermerkwürdigste sei.

Nur wenn jemand Vaters Buckel anfasste, schwieg er. Er schwieg und wurde rot im ganzen Gesicht. Er schämte sich. Er schämte sich fürchterlich seiner selbst, wenn er plötzlich im Mittelpunkt der Aufmerksamkeit stand mit seinem buckligen Rücken. Wie passte diese Scham mit seiner Fröhlichkeit zusammen?

Es war an einem Sonntagnachmittag im November, als das Licht schon schlief – oder war es mit den Schwalben davongeflogen? Alles war grau. Großvater und ich saßen in den alten englischen Lehnsesseln in seinem Arbeitszimmer. Und er erzählte von Isaiah Berlin.

»Es muss ungefähr so zugegangen sein«, sagte er. Alle Leute seien überzeugt gewesen, dass Isaiah Berlin ein *inépousable* sei, einer, der niemals heiraten würde. Ein Gelehrter aus Oxford in den Vierzigern, der ständig redete, mit rasender Geschwindigkeit und blitzschnellen Assoziationen. Manchmal würde er fast mit Lichtgeschwindigkeit denken, sodass er einem brodelnden, zischenden Samowar gleiche, sagte der Dichter Joseph Brodsky über ihn. Zudem war Berlin nicht gerade eine Schönheit: ein Mann mit einem dicken spindelförmigen Körper und einem gelähmten linken Arm. Ein Mann, den man unbesorgt mit allen Frauen allein ließ, der sogar ohne die Ehemänner mit ihnen verreisen durfte. Als hätte er weder ein Herz noch ein lustvolles Geschlecht.

Und natürlich musste es einmal schiefgehen. Als er 41 Jahre alt war und die Frau eines Kollegen, eine attraktive, hochintelligente mehrfache Mutter, ihn pflegen sollte, während er mit einer seiner ständigen Erkältungen in seinem Junggesellenbett lag, konnte er sich plötzlich nicht mehr zurückhalten. Er hielt sie fest und zog sie zu sich herab. Und sie war so verblüfft darüber, solche Gefühle bei Isaiah zu finden, dass sie sich nicht wehrte, sondern neugierig auf sein Glied wurde. Seitdem trafen und liebten sie sich in aller Heimlichkeit, sowohl in seinem Schlafzimmer als auch in den Feldern in der Nähe von Oxford, manchmal sogar auf einsamen Friedhöfen. Bis Berlin es nicht mehr aushielt und alles ihrem Gatten gestand, einem brillanten, zerstreuten Gelehrten, mit dem er befreundet war. Und sein

Freund lachte: eine der schönsten Frauen Oxfords und Isaiah! Das war unmöglich. Der Wunschtraum eines Mannes, der auf dem Weg war, verrückt zu werden! Und so konnten Isaiah und seine Geliebte sich eine Zeit weiterlieben.

Doch dann, als Isaiah 44 Jahre alt war, passierte etwas, das sein Leben völlig veränderte. Es geschah, während er seinen berühmten Essay *Der Igel und der Fuchs* ins Französische übersetzte und eine französische Freundin, Aline Halban, ihm dabei half.

Zum ersten Mal war er ihr auf dem Schiff begegnet, mit dem er in die USA reiste, um für den British Information Service in New York zu arbeiten. Sie war auf der Flucht vor den Nazis, die gerade in Frankreich einmarschiert waren: eine strahlend schöne junge Frau, Tochter des reichen jüdischen Barons Pierre de Gunzbourg und bereits Witwe mit einem süßen kleinen Sohn. Sie hatte Eindruck auf ihn gemacht, als sie zwischen den Kavalieren auf dem Atlantikschiff herumgewirbelt war. Aber sie hatte nur für die anderen Augen gehabt, nicht für ihn.

Nach dem Krieg begegneten sie sich in Oxford wieder. Ihr neuer Mann, der österreichische Physiker Hans Halban, hatte dort eine Stelle angetreten und sich mit Isaiah Berlin angefreundet. Berlin war bestürzt, als er Aline traf: Sie, die einst so gestrahlt hatte, war nun schweigsam und schwermütig geworden. Das geht nicht, dachte er, nicht, wenn man so hübsch ist. Und er nahm sie mit zu Konzerten. Musik streichelt das Herz. Und Musik zerstreut die Gedanken.

Schwarze, schwere Gedanken, die zu einer dunklen Wolke werden können, wenn sich zu viele von ihnen ansammeln.

Eines Abends saßen Aline und Berlin zusammen auf seinem Zimmer im All Souls College. Sie waren mit der Übersetzung des Essays fertig geworden. Berlin las seinen Text über den alternden Tolstoj vor: »Zugleich unsinnig stolz und voller Selbsthaß, alles wissend und alles bezweifelnd, kalt und von heftiger Leidenschaft, voller Verachtung und Selbsterniedrigung, gequält und gleichgültig, umgeben von einer bewundernden Familie, von treuen Anhängern, von der Verehrung der gesamten zivilisierten Welt und dennoch fast vollkommen isoliert, ist er der tragischste von allen großen Schriftstellern, ein verzweifelter alter Mann, den keine menschliche Hilfe mehr erreicht und der, durch sich selbst geblendet, auf Kolonos umherirrt.«

Aline hatte zu Berlin geschaut, als würde sie ihn das erste Mal sehen. So etwas kann man nur schreiben, wenn man so etwas selbst erfahren hat. Und sie begann zu erzählen: Sie habe gelernt, dass es einen Kolonosberg auch in Oxford gebe. Und dass man sehr frösteln könne, wenn man da umherirre. Dann verschwand sie schnell wieder hinter ihren schweren, dunklen Wolken. Aber für einen Sekundenaugenblick hatte Berlin einen Schimmer gesehen.

Und es gibt ein Schimmern, das mit seinem Licht alles überstrahlt. Mit einem Mal wurde Berlin klar, dass es ein anderes Leben gab, auch für ihn. Ein Leben, das die ganze Zeit über da gewesen war, weit, weit weg, und nun zum Greifen nahe. Ein Leben mit jemandem wie Aline, die seine verborgensten Geheimnisse verstand. Und als sein Vater kurz nach diesem Abend starb, konnte Isaiah sich nicht mehr zurückhalten.

Es geschah, als sie nach London fuhren. Isaiah sollte das Erbe seines Vaters regeln. Aline fuhr, er saß neben ihr, wie immer in einem tadellosen Anzug aus Kammgarn mit eleganter Weste. Plötzlich legte er seine Hand auf ihren Oberschenkel und sagte genau, wie es war: dass er sie liebte. »*Au diable!*«, dachte sie. »Teufel noch mal! Sie, eine ehrbare Mutter von drei Kindern. Wie konnte er nur!« Und sie starrte geradeaus, als läge die Rettung irgendwo dort im Asphalt. Doch wenn sich einem die richtige Hand auf den Oberschenkel legt, kann man sich nicht wehren. Man wird von der Liebe und einer wilden hemmungslosen Lust erfasst.

Großvater schwieg. Vielleicht erinnerte sich seine Hand an einen schönen, schlanken Oberschenkel. Ich dachte an Lechs. Während Aline das Auto anhielt und sich in Berlins Arme warf. Oder tat sie das später, immer wieder. Denn sie verließ Hans Halban und zog mit ihren drei Kindern zu Isaiah.

»Und jetzt«, sagte Großvater, »begann die triumphale Phase in Berlins Leben – als er die tiefstmögliche Zusammengehörigkeit erleben durfte. Als Aline seinen Körper streichelte und küsste. Als er von seiner Gebrechlichkeit befreit wurde. Da wurde eine mächtige Kraft freigesetzt. Da wurde er zum großen Ideengeschichtler.«

Es gibt einen wunderbaren Amateurfilm, den Aline am Strand bei Paraggi aufgenommen hat, einem kleinen Ort in

Ligurien, wo sie jedes Jahr ihre Ferien verbrachten. Isaiah steht im Wasser, sonnengebräunt und stolz. Was macht es schon, dass er mit seinem gelähmten Arm nicht schwimmen kann? Er gleicht einem Meeresgott, wie er dasteht, umgeben von schwimmenden Freunden. Und er spricht mit ihnen, eifrig, während er strahlt. Man sieht es: Er ist ein geliebter Mann, er schämt sich kein bisschen für seinen Körper.

Ich dachte daran, was Lech gesagt hatte: dass man einander in Küsse und Zärtlichkeiten kleidet. Und die kann man sehen. Doch Vaters Körper hat niemals gestrahlt. Nur seine Augen, da gab es viel Licht. Aber sein Buckel war dunkel. Ich habe niemals gesehen, dass Mutter ihn streichelte. Sie tat so, als gebe es den Buckel nicht. Obwohl er wie ein Berg war. Gewissermaßen war es der größte Berg, den es gab.

Ulf Linde schrieb über »die tiefste Zerbrechlichkeit, die schutzlose Offenheit, die Liebende einander zeigen«. Die es in den Zärtlichkeiten gibt, und in den Liebesworten. Worte und Zärtlichkeiten sind mächtig. Sie können Berge versetzen. Das weiß ich. Ich habe es gelernt. Von Lech.

~

»Vielleicht handelt alles nur davon, das eigene Leben bezeugt zu bekommen«, sagte ich zu Lech. »Erst wenn das Leben bezeugt wird, wird es richtig wirklich. Wenn man einsam ist, ist das eigene Leben mindestens eine Armlänge entfernt.«

Lech ging neben mir. Es war ein Herbsttag mit glühendem Licht. Die Blätter fielen schwebend von den Bäumen, und die Erde duftete.

»Es geht also nur darum, wirklich zu sein«, sagte er.

»Ja, das glaube ich«, entgegnete ich.

Wir gingen am Fluss entlang. Einige Blätter fielen ins Wasser und wurden fortgetragen. Gelbes Funkeln, das schnell verschwand. Und es wurde mir augenblicklich klar: Das ist es vielleicht, was Liebe bedeutet – ein zärtliches Bezeugen des Lebens des anderen.

Lech lächelte nur. Dass ein Mensch so lächeln kann, nur ein kleines Lächeln, und man fühlt sich warm und geborgen. Und wir gingen weiter, während das Wasser mitten im Fluss ein bisschen wirbelte.

Zusammensein

Lena ist Augenärztin. Es geschah, als sie Konsultationsarzt an der neurochirurgischen Klinik war. Sie war zu einer fünfzigjährigen Frau gerufen worden, der ein bösartiger Tumor entfernt worden war, der bereits die eine Gesichtshälfte befallen hatte. Sie hatte nur einen Teil des Gesichts – mit einem Auge – übrig. Als Lena nun dieses Auge untersuchen sollte, berührte sie das Gesicht der Patientin, als sei es ein normales, menschliches Gesicht, gut und warm. Und die Patientin begann zu weinen. Sie weinte mit ihrem einen Auge. Niemand, nicht ein einziger Mensch hätte sie auf diese Weise berührt, seitdem sie operiert worden war. Als wäre sie eine Aussätzige gewesen. Man darf nie vergessen, welche enorme Kraft in den eigenen Händen liegt. Sie können befreien und trösten. Auch der Blick und der Klang der Stimme.

Will man in einem Gespräch Zusammengehörigkeit schaffen, geht es nicht nur darum, das rechte Wort zur rechten Zeit zu sagen. Die Worte und der Körper müssen im Einklang sein. Wir können mit unseren Körpern Nähe schaffen, ohne den anderen zu berühren, wenn wir das aufmerksam wahrnehmen, was in der Stimme und im Blick des anderen liegt. Die Angst, wenn sich auf einmal eine Pupille weitet. Oder wenn ein Gespräch plötzlich verstummt, weil sich ein Abgrund von Verzweiflung auftut. Wir können einander umarmen mit dem Klang unserer Stimmen und mit unseren Blicken. Oder dadurch, dass wir miteinander schweigen. Zwei Menschen, die nahe beieinander sitzen und schweigen, weil etwas so Gewaltiges geschehen ist, dass man keine Worte dafür findet. Das ist vielleicht am schwierigsten zu lernen, wenn man ein gutes Gespräch führen möchte: das Schweigen in Ruhe zu lassen, nur darin zu verweilen, in ihm gegenwärtig zu sein, einander nahe zu sein ohne ein einziges Wort.

Gegenwärtig sein

Man kann Arzt sein oder ein »Anbieter von medizinischen Leistungen«. Man kann sich eines Patienten wirklich annehmen oder ihn so effizient wie möglich als »Kunden« behandeln. Zwischen diesen beiden Betrachtungsweisen besteht ein großer Unterschied. Die meisten Ärzte haben ein Selbstverständnis, das Wohl und Bedürfnisse des Patienten in den Mittelpunkt stellt, während die Politiker und Beamten, die über das Gesundheitswesen bestimmen, meist ein durch Ökonomisierung geprägtes Verständnis vom Arztberuf und Gesundheitswesen haben. Es besteht ein Konflikt zwischen guter Behandlung und Betreuung, die geprägt sind durch die Verbindung naturwissenschaftlichen und humanistischen Denkens und zwischen einer Behandlung, die sich vorrangig an ökonomischen Kategorien orientiert und bei der lebende Menschen zu Ziffern werden. Nur naive Menschen können denken, dass sich der Konflikt lösen lässt. Die Wirklichkeit beweist, dass dieser Konflikt unlösbar ist. Zu dieser Tatsache muss man sich verhalten. Man kann nicht so tun, als gäbe es den Konflikt nicht.

Einer, der mit diesem Konflikt lebt, ist mein Kollege Lasse, ein großer, kräftiger Mann mit Muskeln, die einen an Herkules erinnern. Lasse saß neben mir in einem Seminar zum Thema Präsenz.

Eine schmale, kleine Frau sagte mit säuselnder Stimme, dass man sich vom Vergangenen und vom Zukünftigen abschirmen müsse. »Konzentrieren Sie sich auf das Hier und Jetzt«, sagte sie, während Lasse sich intensiv an der Wade kratzte.

»Ja, verdammt«, flüsterte er mir zu, »wenn man noch sieben Patienten in der Sprechstunde hat und dann zwei neue Patienten auf der Station und dann Herr Grönkvist, dem man erklären muss, dass seine Nieren kaputt sind, und Frau Karlsson, der man beibringen muss, dass sie Krebs hat, und dann schnell fünf Überweisungen und zwei Atteste diktieren, und dann Medikamente verschreiben, aber in der richtigen Dosis, sonst muss man dafür haften, und dann losrennen, um die Kinder aus dem Kindergarten abzuholen, und verdammt, wenn die S-Bahn wieder Verspätung hat – dann wird die Frau wieder sauer. Wie zum Teufel soll man sich in dem ganzen Chaos auf das Hier und Jetzt konzentrieren können?«

Lasse ist einer von denen, die versuchen, ein guter Arzt zu sein. Aber er ist auch – obwohl er das Wort verabscheut – ein »Anbieter von medizinischen Leistungen«. Er muss eine gewisse Patientenzahl abarbeiten, wie es so schön heißt, das ist unvermeidlich. Man kann nur von einer Welt träumen, in der man jedem Patienten so viel Zeit widmen kann, wie er braucht. Aber diese Welt gibt es nicht. Wie soll man mit seinen hehren Zielen Platz finden in so einem winzigen Zeitfenster?

»Dann ... danach ... und dann ... und dann«, sagte Lasse. Er befindet sich in ständiger Bewegung, in einem ununterbrochenen Strom von Arbeit. Vielleicht der Traum eines Effektivitätsapostels. Aber eine Katastrophe für den, der ein guter Arzt sein will. Und eine Katastrophe für den Menschen. Denn wenn alles ständig in Bewegung ist, eilt alles nur vorbei. Nichts kann nah genug an einen herankommen. Und es schleicht sich ein Gefühl von Unwirklichkeit ein. Das Leben, das warme, pulsierende Leben, entfernt sich, eine Armlänge oder oft noch weiter weg. Wie soll man sich auf das Hier und Jetzt konzentrieren können, wenn man von dem unaufhaltsamen Strom der Zeit erfasst wird? Vielleicht ist das die entscheidende Frage: Kann man den Strom der Zeit aufhalten, und wenn ja, wie?

Seen, die wie an einer Perlschnur aufgezogen nebeneinanderliegen, sind dennoch kein Fluss. Zwischen ihnen gibt es Land, »Zwischenräume«. Und so kann man den Strom der Zeit aufhalten, indem man Zwischenräume schafft, Pausen zwischen den Aufgaben. Richtige Zwischenräume, richtige Pausen. Nicht nur eine kurze Tasse Kaffee auf dem Weg. Sondern Augenblicke, in denen man nichts produzieren muss, in denen man nachdenken kann. Oder mit jemandem ein Schwätzle führen kann, oder einfach nur *sein* kann. Am Fenster stehen, die Bäume ansehen, den Himmel anschauen. Einfach nur stehenbleiben, für eine kleine Weile. Man soll sich Pausen gönnen. Pausen sind lebenswichtig. Doch die Frage bleibt: Reicht das aus, um in einer Situation, in einem Gespräch wirklich anwesend – gegenwärtig – sein zu können?

»Man kann da sein, ohne anwesend, präsent zu sein«, sagte Lech. »Wenn man in sich verschlossen ist, ist man abwesend.« Und er hielt das kleine Wort »anwesend« hoch, und wir schauten es uns genau an. Ein schönes Wort, es beschreibt klar und deutlich, worum es hier geht: Ist man in einem Gespräch anwesend, dann geht der andere einen an. Man bekommt Kontakt mit seiner Umgebung.

Der Schauspieler Krister Henriksson war einige Jahre Professor für Szenische Gestaltung an der Theaterhochschule in Stockholm. Er sagte in einem Interview: »Ich kann beispielsweise eine Studentin bitten, einen Text vorzulesen und sich auf die Zuhörer zu konzentrieren. Nachdem sie ihn gelesen hat, darf sie den Raum für eine kurze Weile verlassen. In der Zwischenzeit bitte ich die Zuhörer, den Platz zu wechseln, und dann darf sie wieder hereinkommen und noch einmal vorlesen. Danach frage ich: Was ist im Raum geschehen? Meistens bemerkt die Studentin keine Veränderung, weil sie nur auf sich selbst fokussiert war. Sie darf es noch einmal probieren: Versuche jetzt deinen Fokus zu ändern und richte ihn auf die Anwesenden. Du musst es schaffen, uns während des Lesens wahrnehmen zu können.

In dem Augenblick klingt es ganz anders – jetzt versteht man, was sie sagt, man wird berührt. Sie hat ihren Fokus auf mich gerichtet, sie spricht zu mir, zu uns. Wenn man nur an sich selbst denkt, geht die Energie rückwärts. Aber wenn man den Fokus verändert und denkt: Jetzt sollen sie gesehen werden – hallo, hier bin ich! Dann macht man einen ganz anderen Eindruck – es gibt einen ganz anderen Glanz.«

Plötzlich entsteht das, was man Bühnenpräsenz nennt. Wenn man sich von sich selbst befreien kann, wenn nicht mehr man selbst das Wichtige ist, sondern der andere. Es gibt ein Wort, das viele meiner Kollegen scheuen: Hingabe. Ein hingebungsvoller Mensch ist intensiv anwesend. Und ein intensiv anwesender Mensch kann berühren. Es entsteht eine Verbindung, ein Gefühl von Zusammengehörigkeit.

Ich unterrichte Medizinstudenten und versuche, ihnen die Kunst der Präsenz beizubringen. Weil sie die Chancen verbessert, die richtige Diagnose zu stellen. Weil sie die Möglichkeit erhöht, das zu entdecken, was für einen Krankheitsverlauf untypisch ist. Weil sie die Fähigkeit entwickelt, auch die kleinsten Anzeichen zu bemerken, die eine Verschlimmerung voraussagen. Man kann so früher und besser behandeln, man bekommt ein besseres Bild von der Persönlichkeit des Patienten, was für die Compliance wichtig ist. Und zudem bringt die Präsenz auch einem selbst etwas. Wenn man wirklich intensiv anwesend ist, vergisst man alles andere, auch sich selbst. Und der ganze Stress verschwindet.

Wie lehrt man die Kunst der Präsenz? Man muss praktisch vorgehen, so, wie wenn man jemandem Tennisspielen beibringen will. Man sagt nicht: Zum Teufel noch mal, jetzt spielst du mal gut! Sondern man trainiert jede einzelne Schlagtechnik. Wenn man den Aufschlag trainiert, übt man unterschiedliche Arten von Aufschlägen, *Flacher Schlag, Topspin, Slice* und wie sie alle heißen. Man übt, wie man den Schläger hält, in welche Richtung man schlägt, wie man den Körper bewegt.

Mit meinen Medizinstudenten gehe ich ähnlich vor. Sie müssen sich beim Patienten erst auf das eine, dann auf das andere konzentrieren, am Anfang bei einem Schauspiel-Patienten oder einem gefilmten Patienten. Zuerst ist die Krankheitsgeschichte das Thema. Dann die Körpersprache: Was sieht man im Gesicht des Patienten, was in seinen Augen? Liegen die Hände still? Fährt er sich mit der Hand immer wieder durchs Haar? Widerspricht der Körper dem, was der Patient mit seinen Worten sagt: »Ich habe keine Angst«? Zittert vielleicht die Unterlippe dennoch ein wenig?

Und sie dürfen sich auf den Klang und den Rhythmus des Gesagten konzentrieren. Kommt plötzlich etwas Straffes in die Stimme? Oder ein Beben? Oder verstummt jemand? Ist es ein Schweigen, wo das Grauen alle Worte verschlungen hat? Die Studenten dürfen sich systematisch auf alles konzentrieren, was man an einem Patienten beobachten kann. Dadurch wird die Wahrnehmung geschult, und sie werden empfindsamer für den ganzen Menschen und für alle Elemente eines Gesprächs. Und die Studenten dürfen das, was sie wahrnehmen, so genau wie möglich beschreiben. Denn das exakte Beschreiben schärft die Wahrnehmung.

Bis alles automatisch funktioniert wie im Tennis: Man ist zur Stelle, man steht sich Auge in Auge gegenüber. Und man spielt einfach. Alles läuft glatt. Solche Momente gibt es, auch im Gespräch. Wenn man die Mühe vergisst. Wenn man sich vom Korsett der Verpflichtungen und Zeitpläne befreit. Wenn man nicht mehr länger neben dem Leben steht – sondern mitten im Leben.

Fehlschlüsse

Verschiedene Studien haben gezeigt, dass zehn bis 15 Prozent der Patienten die richtige Diagnose erst spät oder niemals bekommen, weil sie schon zuvor gestorben sind. Das beruht in den meisten Fällen nicht auf mangelhaften medizinischen Kenntnissen der Ärzte oder auf mangelhaften Untersuchungsmethoden, sondern auf Denkfehlern, in die wir allzu leicht verfallen.

Wie stellt man eine Diagnose? Man nimmt die Krankengeschichte auf. Der Patient soll erzählen und man stellt Fragen. In kurzer Zeit, häufig in nur in einer Viertel- oder einer halben Stunde, soll man eine Anamnese erheben und mögliche Diagnosen erkennen. Dann untersucht man den Patienten und sucht nach Befunden, welche die Diagnose stützen oder ausschließen. Ausgehend davon stellt man weitere Untersuchungen an, man nimmt Blut- und Urinproben, man macht ein Röntgenbild oder Ähnliches. Sind alle diese Befunde ausgewertet und interpretiert, und ist die richtige Diagnose dann gestellt, dann setzt man mit der Behandlung ein.

Doch alles beginnt mit einem Gespräch. Je besser es geführt wird, desto größer die Chance für eine zutreffende Diagnose. Aber im Gespräch unterlaufen uns immer wieder Denkfehler, besonders, wenn wir unter Zeitdruck stehen. Das gilt nicht nur für das Arzt-Patienten-Gespräch, sondern für alle Gespräche. Wir neigen dazu, in Klischees zu denken.

»Klischee« ist ein Wort aus der Druckersprache, das eine fertige Druckform aus Buchstaben und Bildern bezeichnet. Der Nobelpreisträger Daniel Kahneman und sein Mitarbeiter, der Psychologe Amos Tversky, haben gezeigt, dass unser Gehirn die Tendenz hat, alles, was wir hören oder sehen, in Muster oder Klischees einzuordnen. Klischees helfen uns, uns in einer chaotischen Wirklichkeit zu orientieren. Doch sie sind nur Modelle. Die Wirklichkeit ist komplexer als ein Klischee.

Klischees gibt es überall, auch in der Medizin. Wir lernen, dass Krankheiten einer bestimmten Kombination aus Symptomen und Untersuchungsresultaten entsprechen. Wenn man mit einem Patienten spricht, versucht man die Symptome des Patienten mit einem Krankheitsklischee zusammenzubringen. Ist man gestresst, wie so viele Ärzte heutzutage, kann man leicht auf das erstbeste Klischee hereinfallen. Man begnügt sich damit, man fragt nicht mehr weiter. Und so kann man das Wesentliche übersehen.

Selbst die Therapie läuft heutzutage klischeehaft ab, gemäß festen, von Experten festgelegten Richtlinien. Man spricht von evidenzbasierter Medizin. Man führt gründliche klinische Studien durch, bei denen nur der eine Teil der – nach dem Zufallsprinzip ausgewählten – Patienten eine Behandlung oder ein Medikament erhält, während die anderen nicht behandelt werden (ohne dass sie das wissen). So kann man sehen, ob eine Behandlung oder ein Medikament wirklich wirksam ist. Oder man vergleicht verschiedene Therapien miteinander. Kommen mehrere große Studien zum gleichen Ergebnis, nimmt man das als Beweis für die Wirksamkeit und formuliert dann entsprechende Behandlungsrichtlinien.

Aber die Patienten für solche Studien werden mit System ausgewählt. Beispielsweise dürfen sie bestimmte andere Krankheiten nicht haben. Aber im wirklichen Leben kommt es vor, dass sie auch solche Krankheiten haben. Und in den Studien selbst gibt es einen Teil Patienten, der nicht auf die Behandlung anspricht. Das darf man niemals vergessen. Der einzelne Patient benimmt sich nicht immer so, wie die Richtlinien es vorsehen.

Das heißt nun nicht, dass wir die Richtlinien abschaffen sollten. Sie sind notwendig, aber sie bergen eine Gefahr in sich, weil sie ein falsches Gefühl von Sicherheit schaffen. Man kann darüber leicht vergessen, dass jeder Mensch einzigartig ist. Es gibt ein einzigartiges Zusammenspiel zwischen unterschiedlichen körperlichen Faktoren, zwischen Körper und Seele, zwischen Umwelt und Körper. Man muss ständig aufmerksam sein. Man kann sich nicht sicher sein, dass die Wirklichkeit sich an das Klischee hält.

Von einem, der Mutters Kind hätte sein können

Es geschah vor etwa zwanzig Jahren. Ich erinnere mich nicht mehr an seinen Namen, nur an sein Gesicht, besonders seine Augen, sie waren grau-grün. Wenn das Licht auf eine bestimmte Weise fiel, sah man gelbe Sprenkel darin, wie kleine Goldkörner. Mutter hatte solche Augen. Mir kam einmal der Gedanke, er hätte Mutters Kind gewesen sein können. Ich habe keine Goldsprenkel in den Augen, nicht ein einziges.

Er kam in die Notaufnahme unseres Krankenhauses: ein Mann um die 20, der in der IT-Branche arbeitete. Er hatte Magenschmerzen. Es war, als schnitte ihm jemand in den Magen, sagte er. Er habe Schmerztabletten eingenommen, doch die würden nicht helfen.

Die Ärztin, die ihn aufnahm, stand am Anfang ihrer Facharztausbildung. Sie war eine tüchtige Frau, die wusste, dass seine Symptome von einem Magengeschwür herrühren konnten, besonders weil er gestresst war. Die Schmerzen saßen auch an der richtigen Stelle. Aber sie sah auch etwas anderes: Er war bemerkenswert groß und schmal. Und seine Finger waren so dünn und lang wie Spinnenfinger … Und ihr kam der Gedanke: Wenn er das Marfan-Syndrom hat?

Das Marfan-Syndrom ist eine seltene Erbkrankheit, die man bei langen und schmalen Menschen antreffen kann. Die Krankheit beruht auf einer Genmutation, die das Bindegewebe schwächt, auch das der Aorta. Die Wand der Aorta kann dadurch in verschiedene Schichten aufgespaltet werden. Und das kann zu einer Ausbuchtung führen, einer Gefäßblase, einem Aneurysma. Wenn die Aufspaltung geschieht, hat man furchtbare Schmerzen, als ob ein Messer im Bauch wütet. Und im schlimmsten Fall kann die

Aorta platzen. Dann ist der Mensch verloren, da verblutet er, wenn er nicht sehr schnell operiert wird.

Und tatsächlich hatte der junge Mann das Marfan-Syndrom. Man sah es bei der Ultraschall-Untersuchung. Er hatte ein großes Aorten-Aneurysma, eine Ausbuchtung der Aortawand, die am Herzen begann und sich bis zu den Bauchgefäßen zog. Die einzige Rettung bestand darin, den kranken Aorta-Teil gegen eine Gefäßprothese auszutauschen, bevor seine Aorta platzte. Diese Operation wurde von den Thorax-Chirurgen im anderen Universitätskrankenhaus in Stockholm durchgeführt. Der junge Mann wurde mit dem Notarztwagen dorthin gebracht.

Doch man wagte die Operation nicht. Nicht, nachdem man eine spezielle Röntgenuntersuchung gemacht hatte und die Bilder gesehen hatte. Die Aufspaltung war in vollem Gang. Er würde nur eine minimale Chance haben, die Operation zu überleben, wenn man jetzt operieren würde. Nein, man musste abwarten. Früher oder später würde der Spaltungsprozess aufhören.

Da lag er nun, mit einer geschwächten Aortawand, die jederzeit platzen konnte. Man musste den Blutdruck senken, um die Belastung der Gefäßwand zu vermindern, aber nicht so sehr, dass die inneren Organe zu wenig Blut bekamen. Man steuerte das mithilfe von blutdrucksenkenden und bei Bedarf blutdruckerhöhenden Infusionen. Er bedurfte der Intensivpflege. Aber es gab keinen Platz auf der Intensivstation, weder in der Thoraxchirurgie noch anderswo im Krankenhaus. Nur bei uns, im anderen Krankenhaus, wo es keine Thoraxchirurgen gab.

Ich war damals Assistenzärztin auf der Intensivstation der Kardiologie, als er im Notarztwagen zu uns zurückgebracht wurde. Ich nahm ihn auf. Er hatte Mühe, sich während unseres Gesprächs wach zu halten. Er hatte Beruhigungsmittel bekommen. Er wusste Bescheid, er hatte alles verstanden.

Er lag auf Zimmer vier. Er durfte das Bett nicht verlassen. Sein Blutdruck wurde ständig gemessen, und wir justierten die Infusionen. Zudem gaben wir starke Schmerzmittel, da die Aufspaltung immer noch im Gange war, und Beruhigungsmittel. Wir alle wussten: das Risiko, dass die Katastrophe eintreffen würde, war groß, entsetzlich groß.

Seine Eltern kamen manchmal. Sie hatten ein Foto von einem großen schwarzen Hund dabei. Sie sagten zu ihrem Sohn, er würde auf ihn warten. Und ich fügte hinzu, dass der Hund sich sicher freuen würde, wenn er wieder heimkäme. Einmal sah ich seine Mutter in der Cafeteria. Sie saß da bei einem Stück Torte, doch sie rührte es nicht an. Sie saß in sich zusammengesunken da, als schliefe sie. Als ich näher kam, sah ich, dass sie weinte.

Ich würde mich gern an seinen Namen erinnern. Ich sollte mich daran erinnern. Er erzählte einmal, er wolle nach Patagonien reisen, wenn es vorbei sei. Daran erinnere ich mich. Er sagte es, während es regnete. Der Regen prasselte gegen die Fenster. Es hörte sich an wie kleine Steine. Daran erinnere ich mich deutlich. Und dass ich nichts davon sagte, dass ich dort gewesen war. Ich sagte nicht, dass für mich Patagonien so etwas wie der letzte Posten vor dem Nichts gewesen war.

Er hatte Angst. Er musste Angst gehabt haben. Aber ich erinnere mich nicht daran, wie seine Angst aussah. Ich erinnere mich nur an die Goldsprenkel in seinen Augen. Vielleicht gaben wir genügend Beruhigungsmittel. Oder es sind die Jahre. So viele Jahre sind seitdem vergangen, so viele angsterfüllte Augen.

Doch diesen Tag werde ich nicht vergessen. Ich kam am Morgen ins Krankenhaus. Das Bett auf Zimmer vier war leer. Er hatte nachts Schmerzen gehabt, schlimmer als je zuvor. Plötzlich war sein Blutdruck stark abgefallen. Man hatte ihm ein blutdrucksteigerndes Medikament gegeben, Volumentherapie, alles. Das Schlimmste war passiert, seine Aorta war geplatzt. Er, an dessen Namen ich mich nicht erinnern kann, war rettungslos verloren.

Mein Oberarzt und ich gingen am nächsten Tag zur Pathologie. Er, den wir nicht hatten retten können, lag auf dem Obduktionstisch. Sein Körper war bereits geöffnet worden. Der Körper eines jungen Mannes. Plötzlich verstand ich, dass Menschen außer sich sein können, wenn ein Angehöriger stirbt.

Die Aorta war geweitet. Es war das größte Aneurysma, das ich jemals gesehen hatte, eine kolossale Gefäßblase, wie ein aufgeblasener Ballon, die fast den ganzen linken Lungenflügel zusammendrückte. Und die Aortawand war durchsichtig, sie war so furchtbar dünn. Aber …

»Es ist unfassbar«, sagte mein Oberarzt.

Die Aorta war heil. Sie war nicht geplatzt. Stattdessen fand sich Blut im Magen, fast ein ganzer Liter Blut, sowie Blut im Darm. Er war an einem blutenden Magengeschwür gestorben. Es verursacht die gleichen Schmerzen wie die Aufspaltung, an der gleichen Stelle. Er hatte zwei Krankheiten zur selben Zeit gehabt, die exakt das gleiche Bild zeigten. Ein Magengeschwür kann man operieren.

Ich weiß nicht, ob wir ihn hätten retten können. Wahrscheinlich nicht. Das sagte man, als man die Krankenakten auswertete. Er hatte sogar Medikamente erhalten, die einem Magengeschwür vorbeugen, weil wir wussten, dass Angst zum Entstehen eines Magengeschwüres beitragen kann. Niemand hatte einen Fehler begangen. Und trotzdem … Wir fühlten uns so sicher. Seitdem weiß ich, dass wir in einer Welt der Unsicherheit leben.

Das Gespräch – ein Belastungstest für unser Weltbild

Der Schriftsteller Göran Rosenberg schrieb einmal über die »Kluft, die sich auftut zwischen der Welt, wie die Menschen sie sich vorstellen« und »der Welt, die sich aufdrängt«.

Während wir die Welt erleben, interpretieren wir sie. Wir nehmen sie nicht wahr, wie sie ist, sondern wir schaffen uns eine Vorstellung, machen uns ein Bild von ihr. Und unsere gesammelten Bilder machen unsere Weltanschauung aus, die von unserer Persönlichkeit und unseren Erfahrungen geprägt wird.

Aber manchmal passiert etwas, das unserer Weltanschauung vollkommen zuwiderläuft. Einer meiner Kollegen tat die Psychoanalyse immer als Unsinn ab. Doch als er neulich die Ergebnisse einer Studie sah, wurde er nachdenklich: Man hatte mithilfe einer neuen Hirnröntgenmethode herausgefunden, dass durch eine sieben Monate lange Psychoanalyse die Aktivität in der Amygdala, dem Angstzentrum des Gehirns, genauso vermindert wurde wie durch Medikamente. Oder nehmen Sie meinen Onkel Ewald, der nach dem Krieg aus England in die DDR übersiedelte, um eine sozialistische Gesellschaft mit aufzubauen. Er wurde nicht nur nachdenklich, als er einsehen musste, dass er seine Freiheit für eine Diktatur eingetauscht hatte, sondern verzweifelte. Und seine Verzweiflung kostete ihn das Leben, doch das ist eine andere Geschichte.

Doch ist es nicht immer so, dass eine Konfrontation zwischen der Wirklichkeit und dem eigenen Weltbild dazu führt, seine Vorstellungen zu ändern? Es gibt Menschen, deren Weltbild gleicht einem Anwesen, bei dem man »eine Mauer um sich herum baut, diese mit Stacheldraht und Glassplittern versieht und Patrouillen ausschickt, um eingebildete oder echte Bedrohungen zu verjagen«, wie der Schriftsteller Göran Tunström einmal schrieb. Während bei anderen die Weltanschauung wie »ein großer Hof ohne Mauer und Zaun ist, wo die tagsüber frei umherstreunenden Ansichten abends ruhig nach Hause trotten, um Seite an Seite einzuschlafen«.

Die Versteinerten, die jede Form von freiem Herumstreunen vermeiden, sind von dem betroffen, was Tunström Gehäusementalität nennt. Man kann sie mit einer Schnecke vergleichen, die sich in ihr Gehäuse verkriecht, sobald jemand sie berührt. Der Religionspsychologe Hjalmar Sundén definierte Gehäusementalität als eine »rigide Welt- und Lebensanschauung, die das Individuum, sobald sie sich seiner bemächtigt hat, davon befreit, sich jemals mit dem Leben auseinanderzusetzen«.

Manchmal staunt man darüber, wie blind ein Gehäusemensch sein kann. Wie der Vater des Schriftstellers Georges-Arthur Goldschmidt. Er war Oberlandesgerichtsrat in Hamburg gewesen, geboren als Jude, doch ohne jegliche jüdische Identität. Er war Deutscher, so deutsch, wie man deutscher nicht sein konnte. Er war ein freundlicher Mensch, der davon ausging, dass alle ihr Bestes geben, die Deutschen jedoch ihr Allerbestes. Das glaubte er selbst noch, als die Nationalsozialisten an die Macht kamen. Selbst als er gezwungen wurde, den Judenstern zu tragen. Selbst als er nach Theresienstadt deportiert wurde. Nichts, nicht einmal das Grauen im Konzentrationslager, ließ ihn seine Ansicht ändern: Die Deutschen waren allen überlegen, Deutschland über alles in der Welt. Er war in einen *cul-de-sac* geraten, wie Hans Magnus Enzensberger es nannte, in eine Sackgasse, für immer.

Die Gehäusementalität grassiert überall. Nicht mal die Intellektuellen sind davor gefeit. Als die westeuropäischen Intellektuellen sich in den 1930er-Jahren dem Kommunismus zuwandten, war durchaus bekannt, was in der Sowjetunion geschah. Es gab neben vielen anderen Dokumenten einen Bericht, einen dicken Wälzer in zwei Bänden, mit dem Titel *Der Sowjetkommunismus, eine neue Zivilisation*, verfasst von den englischen Sozialdemokraten Sidney und Beatrice Webb, nach einer Reise durch die Sowjetunion. Natürlich notierten sie, dass die Zwangskollektivierungen dazu führten, dass Bauern hingerichtet wurden und Menschen verhungerten, »incidentally«, wie sie schrieben, »zufällig«, wie wenn man versehentlich jemanden anrempelt, während man eilig an ihm vorbeirennt. Aber die Webbs glaubten, es handle sich bei den berichteten Grausamkeiten um vorübergehende Erscheinungen. Sie glaubten, dass danach die neue Gesellschaft entstehen werde, die alles wert sei. Sie hatten eine Sehnsucht und einen Glauben, der sich nicht so leicht von der Wirklichkeit erschüttern ließ. Zumindest nicht damals.

Selbst in Schweden verherrlichten viele Intellektuelle den Kommunismus und verschlossen die Augen vor den Verbrechen der kommunistischen Regimes. Die meisten änderten ihre Haltung, als der Wind aus einer ganz anderen Richtung wehte. Viele krochen schnell in ein neues, dem allgemeinen Trend angepasstes Gehäuse. Nur sehr wenige blieben verbittert in ihrem alten. Ein Paradebeispiel hierfür ist der schwedische Schriftsteller Jan Myrdal, ein Gehäusemensch par excellence. Selbst nach allem, was ans Tageslicht gelangte über das Pol-Pot-Regime in Kambodscha, verteidigt er es noch immer.

Warum folgen Menschen so leicht den Zeitströmungen, selbst die Intellektuellen? Warum gibt es so viele Leute, die den feuchten Finger in die Luft halten, um herauszufinden, woher der Wind gerade bläst? Vielleicht trifft Ralf Dahrendorfs Erklärung zu, dass Menschen eine Sehnsucht nach Zusammengehörigkeit haben, nach Einklang mit den Zeitgenossen. Die Sehnsucht nach Zusammengehörigkeit scheint eine der stärksten Antriebskräfte zu sein.

Ralf Dahrendorf war einer der großen liberalen Denker, der nach einem Ausflug in die deutsche und europäische Politik Rektor an der London School of Economics (LSE) wurde und danach an der University of Oxford. Er wurde von der englischen Königin geadelt und zum Mitglied des House of Lords ernannt. Er durfte zudem seinen Adelsnamen selbst wählen und fand einen ganz pfiffigen: Baron Dahrendorf of Clare Market in the City of Westminster. Clare Market war der Platz, wo die LSE ihren Parkplatz hatte. Dahrendorf setzte sich intensiv mit der Frage auseinander: Wie kommt es, dass gewisse Intellektuelle der Verführung durch totalitäre Ideologien widerstehen können? Warum kriechen gewisse Menschen nicht in ein Gehäuse?

Er fand heraus, dass es zwei Eigenschaften gibt, welche die Widerstandsfähigen prägen: Die erste besteht darin, keine Angst davor zu haben, gegen den Strom der Zeit zu schwimmen. Die andere, dass sie begriffen haben, dass ein Leben ohne Konflikte nicht möglich ist.

Es scheint, dass die Widerstandsfähigen nicht den gleichen Bedarf an Zusammengehörigkeit zu einer Gruppe haben. Sie haben ihr eigenes Weltbild und führen begeistert Gespräche, besonders mit denen, die die Welt auf eine andere Weise sehen. Denn sie begreifen, dass es nicht das eine wahre Weltbild gibt und dass man nicht nur deshalb recht hat, weil man es glaubt. Nein, es geht darum, sein eigenes Weltbild ständig neu auf den Prüfstand zu stellen. Das ist eine der großen Aufgaben des Gesprächs.

Wie Hans Magnus Enzensberger schrieb:

> Natürlich müßt ihr mit eurer Sehnsucht nach den heroischen Zeiten fertig werden, in denen es noch so aussah, als könnte einer ein für allemal im Recht sein. Natürlich dürft ihr keine Angst haben vor dieser oder jener Partei, die ihr Biwak in der Sackgasse aufgeschlagen hat, und die begreiflicherweise aufheult, wenn es so aussieht, als könnten ihre geheiligten Prinzipien in die Binsen gehen. Natürlich ist es auch nicht immer angenehm, von der eigenen Unfehlbarkeit Abschied zu nehmen. Doch der geordnete Rückzug aus einer unhaltbaren Situation ist das non plus ultra der Kriegskunst; alle guten Strategen haben das gewußt, und alle Kommißstiefel haben es vergessen.

Doch die Zeitströmungen existieren. Manchmal kann man geradezu sehen, wie sie in eine Sackgasse strömen. Und da sitzen dann die Leute mit ihren Seelenverwandten in einer wunderbaren Zusammengehörigkeit, und lehnen alles

Abweichende, alles Andersartige ab. Man ist kein bisschen neugierig auf die, die einem widersprechen. Man schließt sie einfach aus. Doch wenn man etwas ausschließt, sagte Großvater, schließt man sich selbst gleichzeitig ein.

Das andere, das die Widerstandsfähigen prägt, ist die Einsicht, dass es ein Leben ohne Konflikte nicht gibt. Konflikte gibt es in uns selbst. Wie mein Kollege Lasse sagte: »Wenn ich heimkomme, habe ich fünf Stunden, um ein guter Vater zu sein, ein guter Ehemann, ein guter Sohn, ein guter Mitbürger und ein guter Arzt, der sich ständig fortbildet und auf dem neuesten Stand ist. Und dann gibt es sicher noch mehr Gutes, wozu ich keine Zeit gehabt habe. Aber eigentlich will ich nur etwas faulenzen, denn dieses verdammte Gutsein ist anstrengend.«

Der Mensch ist gespalten. Manchmal schlagen zwei oder mehrere Herzen in einer Brust. Der kürzlich verstorbene schwedische Schauspieler und Schriftsteller Erland Josephson drückte das auf schlagende Weise aus: »Ich habe kein Identitätsproblem. Ich weiß genau, welche ich bin. Und ich hoffe, dass wir am Schluss zueinanderfinden.«

Vielleicht kann man eine Art Harmonie erreichen, wenn man alt und weise wird.

Aber es wird immer Konflikte zwischen den Menschen geben, weil die Ziele und Wertvorstellungen der Menschen sich unterscheiden. Die konfliktlose Gesellschaft ist eine gefährliche Utopie, die die Meinungsfreiheit unterdrückt und Diktaturen hervorbringt. Konflikte sind der Normalzustand in einer freien Gesellschaft. Das Wichtigste ist, dass man gute Gespräche führen kann, in denen man die Konflikte sorgfältig klarmacht und versucht, sie auf friedliche Art zu lösen, ohne ein Blutbad. In einer Demokratie gehören Konflikte zum Alltag.

Das Gespräch – Fieberthermometer oder Heilmittel?

Großvater zufolge war Fanatismus die Krankheit der Seele. Und wie man das Fieber mit einem Fieberthermometer messen kann, so kann man den Grad des Fanatismus mit einem Gespräch messen.

Wenn man auf jemanden trifft, der eine andere Ansicht hat – es braucht nicht eine politische Ansicht zu sein – und der andere begegnet einem respektvoll, vielleicht sogar erfreut, liegt selten Fanatismus vor. Selbst wenn der andere leidenschaftlich der Ansicht widerspricht. Leidenschaftlich zu sein ist etwas anderes als fanatisch zu sein. Eine leidenschaftliche Person kann sich plötzlich zügeln, wenn sie ein Argument hört, welches besser ist als ihr eigenes, und rufen: »Mensch, wie dumm ich war! Du hast recht!«

Wenn dagegen ein Mensch anderen Argumenten gegenüber nicht aufgeschlossen ist und diese einfach vom Tisch fegt, dann hat man einen klaren Fall von Fanatismus vor sich. Da muss man sich in Acht nehmen. In der DDR, in der mein Großvater lebte, konnte Fanatismus eine lebensbedrohliche Krankheit sein, wenngleich sie nicht das Leben der Kranken, sondern das der Gesunden bedrohte.

Noch besser muss man aufpassen, wenn einem jemand freundlich zuhört und zustimmt, sagte Großvater, obwohl man ahnt, dass der es in seinem Innersten gar nicht tut. Diese Leute haben eine heimtückische Krankheit, die schwer zu diagnostizieren ist: Opportunismus, Mitläufertum. Diese Krankheit ist wie ein Wind, der einen Waldbrand anfacht. Durch ihn kann sich die große Krankheit, der Fanatismus, schnell ausbreiten, der die Grundlage für totalitäre Ideologien ist und den es jedoch auch in einer demokratischen Gesellschaft gibt.

Und Großvater hatte eine prima Idee: In einer Gesellschaft sollte man das Fanatismusthermometer viel häufiger anwenden. Bevor es zu spät ist.

Großvater hatte einen Hahn, der Sokrates hieß, obwohl er diesen Namen niemals laut aussprach. Vielleicht durften Hähne in der DDR keine Namen haben. Vielleicht nicht einmal Lenin oder Stalin. Es war ein großer schwarzer Hahn, der frei umherstolzierte und oft in Hahnenkämpfe verwickelt wurde. Er besiegte den Nachbarshahn, der dick und braun war. Der Nachbar war der Kolchosevorsteher.

Eines Morgens lag Sokrates vor Großvaters Vortreppe. Der Kopf war abgeschlagen. Den feinen roten Kamm gab es nicht mehr – auch nicht den Schnabel, der krähen konnte, dass man es bis nach Lüssow hören konnte. Es war Großmutter, die Sokrates fand. Sie hob ihn hoch und rief nach Großvater, damit er das Resultat sehe. Ich war damals neun Jahre alt und verstand nicht: das Resultat – wovon?

Mit dem echten Sokrates lief es nicht besser, obwohl er zumindest seinen Kopf behielt. Stattdessen musste er als Strafe einen Becher Gift hinunterschlucken, weil er die Jugend in Athen verdorben hatte. Denn jeden Morgen war er auf den Marktplatz und zu den Turnschulen gegangen und hatte mit den Menschen gesprochen. Er war auf sie zugegangen, als wüssten sie alles und er nichts. Er begann, ihnen Fragen zu stellen. Durch genaue Fragen entlarvte er Fehler und Mängel in ihren Vorstellungen und führte sie zu dem Punkt, wo sie neue Einsichten bekamen. Diese Art des Gesprächs nannte er *mäeutik*, die Kunst der Geburtshilfe. Wie eine Hebamme, die dem Kind auf die Welt hilft, versuchte Sokrates das Wissen ans Licht zu bringen. Und dieses Ans-Licht-Bringen ist gefährlich für die Totalitären. Sokrates wurde zum Tode verurteilt, weil er der Jugend in Athen beigebracht hatte, Fragen zu stellen.

Aber gibt es ein Heilmittel gegen Fanatismus? Kann ein Gespräch ein Heilmittel und nicht nur ein diagnostisches Instrument sein? Viele glauben das. Nicht jedoch Amos Oz, der in seiner hervorragenden kurzen Schrift *Wie man Fanatiker kuriert* schrieb:

> Viele Menschen hier in Europa schicken mir immer wieder tolle Einladungen, um zusammen mit palästi-

nischen Partnern, Kollegen und Freunden ein rosiges Wochenende in einem reizenden Ferienort zu verbringen, damit wir einander kennenlernen, einander mögen lernen. Wir trinken gemeinsam eine Tasse Kaffee, wir stellen fest, dass keiner von uns Hörner hat oder einen Schwanz, und alle Probleme lösen sich in Wohlgefallen auf. Das basiert auf einer in Europa weitverbreiteten sentimentalen Vorstellung, dass nämlich jeder Konflikt im Grunde nie mehr ist als ein Missverständnis. Eine kleine Gruppentherapie, ein wenig psychologische Familienberatung, und jeder ist glücklich und zufrieden bis an sein Lebensende.

Oz stellte fest, dass es augenfällige Konflikte gibt wie den Konflikt zwischen Israel und Palästina, der nicht auf einem Missverständnis beruht. »Fluten von Kaffee können nicht die Tragödie zwischen zwei Völkern auslöschen, die beide berechtigten Anspruch auf ein kleines Land erheben, das ihre einzige nationale Heimat auf Erden ist.«

Die einzige Lösung ist ein schmerzhafter Kompromiss. Und Oz weiß, dass es Voraussetzung für einen Kompromiss ist, sich in das Weltbild des Gegners hineinversetzen zu können. Man muss sein Gehäuse verlassen können, wenn man ein Gespräch führt. Tomas Tranströmer hat dies schön ausgedrückt:

Der Mensch ist eine halboffene Tür,
die führt zu einem Raum für alle.

Wenn es nur so wäre.

Kann man jemals einen Fanatiker zu der Einsicht bringen, dass es mehr als nur ein geltendes Weltbild gibt? Amos Oz glaubt, ein Heilmittel gegen Fanatismus gefunden zu haben: Humor. Dass man über sich selbst lachen kann, die eigene Unvollkommenheit und die der anderen mit einem kleinen Lächeln sieht, ein solches, wie Lech es hat, amüsiert und zärtlich. Kann das gelingen? Kann das Lächeln den Fanatiker heilen?

Lachen kann auf alle Fälle entwaffnend sein. Als das rumänische Volk über Ceauşescu während einer Rede lachte, begriffen alle, dass er keine Macht mehr hatte. Und etwas Ähnliches geschah am 4. November 1989 in Ostberlin, als sich eine halbe Million Menschen rund um den Alexanderplatz versammelten und jemand ein Schild hochhielt, das den damaligen Regierungschef Egon Krenz als einen großen hässlichen Wolf mit einer Nachtmütze auf dem Kopf zeigte mit dem Text: Großmutter, warum hast du so große, scharfe Zähne? Und alle lachten, selbst der eine oder andere Volkspolizist. Die Furcht war wie fortgeblasen. Es herrschte eine hinreißende Stimmung. Fünf Tage später fiel die Mauer. Wenn man über die Mächtigen lacht, haben sie ihre Macht verloren. Aber kann man sie selbst zum Lachen bringen? Ich bezweifle das. Ich sehe das wie Großvater: Fanatiker sind vollkommen humorlos, sie lachen nie.

Vielleicht gibt es nur eine Möglichkeit: darauf zu achten, dass die Jugend nicht zu Fanatikern wird. Wie kann man das erreichen? Ein starkes Selbstbewusstsein ist das Wichtigste. Ein Mensch mit einem starken Selbstbewusstsein wagt, ohne ein schützendes Gehäuse seine eigenen Wege zu gehen. Und wenn er einsieht, dass er einen Fehler gemacht hat, kann er sich sagen: »Man braucht nicht immer denselben Standpunkt zu vertreten, denn niemand kann einen daran hindern, von Tag zu Tag klüger zu werden.«

Auch wenn das Selbstbewusstsein groß ist, oder vielleicht gerade deswegen, kann er über sich selbst lachen. Er weiß: An gewissen Tagen fliegt man hoch wie ein Adler, während man an anderen Tagen wie eine dicke zahme Gans über ihren eigenen Bürzel stolpert.

Und wie schafft man bei einem jungen Menschen ein großes Selbstbewusstsein? Indem man immer wieder Gespräche mit ihm führt, warme sorgfältige Gespräche, und man ein Verhalten zeigt, wo man sich frei bewegt, ohne ein Gehäuse, humorvoll, und sich um andere kümmert.

Über die Kunst und Sancho Pansas Augen

Wie lehrt man Menschen, sich umeinander zu kümmern? Kann man Empathie, Mitgefühl lehren? Viele sagen, dass man seine empathischen Fähigkeiten durch Lesen von Literatur stärken kann, auch an meiner Universität, dem Karolinska Institut, das ein Buch herausgegeben hat mit dem Titel: *Um Himmels willen – doch nicht in den Ferien. Begegnungen mit Krankheit, Leid und Pflege*. Eine An-

leitung zur Empathie für diejenigen, die lernen möchten, zuzuhören und zu verstehen.

Man wird doch nachdenklich, wenn man Ebba Witt-Brattström zuhört, einer bekannten Feministin und Professorin für Literaturwissenschaft. Sie berichtet, dass Literaturwissenschaftler, die die ganze Zeit schöne Literatur lesen, dennoch an ihrer Universität die schmutzigsten Kämpfe ohne einen Hauch von Empathie ausfechten. Aber das sind natürlich Literaturwissenschaftler. Wie sieht es bei uns anderen aus? Werden wir empathischer, wenn wir zum Beispiel den zwölften Gesang der Odyssee lesen, in dem Odysseus von seiner Überfahrt über das Meer erzählt, wie er zwischen zwei grässlichen Ungeheuern hindurchsteuert, Skylla und Charybdis, und dabei immer näher an das eine der beiden kommt.

> Neigte sich Skylla herab und nahm aus dem Raume des Schiffes
> Mir sechs Männer, die stärksten an Mut und nervichten Armen.
> Als ich jetzt auf das eilende Schiff und die Freunde zurücksah,
> Da erblickt ich schon oben die Händ' und Füße der Lieben,
> Die hoch über mir schwebten; sie schrien und jammerten alle
> Laut und riefen mir, ach! zum letzten Male! beim Namen.

Odysseus wusste alles vorher. Er wusste, wenn er zu nahe an Charybdis vorbeisteuerte, würde sein Schiff samt Mannschaft verschlungen werden. Wenn er sich dagegen näher an Skylla halten würde, würden nur sechs Männer sterben müssen. Aber die sechs Männer waren seine Kameraden. Er wusste, als er ihre Todesschreie vernahm, dass eigentlich nicht Skylla, sondern er selbst die Schuld trug. Verstärkt ein solcher Text unser Mitgefühl? Man könnte es fast glauben, wenn es nicht etwas anderes gäbe, zum Beispiel diesen Brief:

> Geliebte Anna,
> Hier ist es Frühling. Die Knospen an den Bäumen schwellen und Erddüfte steigen auf und wogen. Und ich frage Dich: Wie kannst du so weit weg sein von mir? Ich sollte Dein Lachen hören anstelle des Schnarchens meiner Männer. Ich habe gerade eine Weile in der Odyssee gelesen, Dein wunderbares Geburtstagsgeschenk, die Stelle, in der Odysseus sechs Männer opfert, damit der Rest der Mannschaft überleben kann. Ich verstehe, wie er sich fühlt. So fühle ich mich manchmal auch, wenn ich meine tapferen, mutigen Soldaten zur Aufklärung ausschicke. Aber es gibt etwas, das größer ist, Anna, der Sieg. Und wir werden siegen. Und wenn wir gesiegt haben, komme ich heim zu Dir und wir werden durch den Englischen Garten gehen, bis wir müde werden. Dann werden wir im Gasthaus am Platzl sitzen und

> zusammen ein Bier trinken und Du wirst wie üblich etwas Bierschaum auf Deiner Nasenspitze haben, den ich wie immer wegküssen werde.

Der Brief wurde am 16. April 1943 in einem kleinen Städtchen in der Nähe von Dobra in Polen geschrieben. Der Briefschreiber hieß Horst Kempke und war Sturmbannführer in der SS. Tags zuvor hatten er und seine Männer 28 jüdische Frauen, Männer und Kinder in einen Stall hineingetrieben. Eines der Kinder war nur zwei Tage alt. Die Mutter brach auf dem Weg zusammen und musste mit dem Kind getragen werden. Die SS-Männer verbarrikadierten den Stall und brannten ihn nieder. Niemand überlebte. Horst Kempke hörte ihre Todesschreie.

Widersprechen nicht solche Menschen wie Horst Kempke und Stalin, der Romane und Gedichte las, oder Mao Tse-tung, der sogar eigene Gedichte schrieb, genau wie Saddam Hussein, dem weit verbreiteten Glauben, dass die Kunst unsere Fähigkeit zur Empathie fördert?

Ich glaube eher dem Schriftsteller Joseph Conrad, von dem eines der schönsten Zitate über die Kunst stammt, das ich kenne:

> Der Künstler aber spricht dasjenige in uns an, (…) was Begabung und nichts Erworbenes (…) ist. Er appelliert an unsere Fähigkeit, zu staunen und uns zu freuen, (…) an das Empfinden von Mitleid, Schmerz und Schönheit, an das verborgene Gefühl einer

> Gemeinschaft mit allem Erschaffenen – und an den zarten, doch unbezwinglichen Glauben an eine Solidarität, in der die Einsamkeit unzähliger Herzen verflochten ist, eine Solidarität in unseren Träumen, in Freude und Leid, in unseren Plänen und Illusionen, in Hoffnung und Furcht, eine Solidarität, die einen Menschen mit dem andern verbindet – die Toten mit den Lebenden und die Lebenden mit den Ungeborenen.

Wenn wir etwas genauer auf dieses Zitat schauen, dann spricht Conrad »dasjenige in uns an, was eine Begabung ist und nichts Erworbenes«. Der Teil von uns, der in der Lage ist, Erstaunen und Empathie zu empfinden, ist Conrad zufolge eine Gabe. Er sagt nicht, wer uns diese Gabe verliehen hat. Ist sie angeboren? Oder können wir Menschen diese Gabe einander geben? Einige von uns entbehren ihrer offenbar.

Das Einzige, das Conrad sagt, ist, dass die Kunst uns anspricht, dass sie an den Teil unseres Wesens appelliert, der in der Lage ist, Empathie zu fühlen. Der Text über die Mutter, die mit ihrem neugeborenen Kind in den Stall getragen werden musste, rührt dieser Text nicht an unsere Herzen? Ich glaube, man kann behaupten, dass Kunst die Empathie weckt. Doch ob wir unsere Begabung zur Empathie durch Begegnung mit der Kunst weiterentwickeln können? Ich würde es gern behaupten, doch ich weiß es nicht.

Aber wenn die Kunst unsere Empathie wecken kann: Kann sie uns zu besseren Menschen machen? Joseph

Brodsky war davon überzeugt. In seiner Rede zur Nobelpreisverleihung machte er geltend, dass das Lesen die Wahrnehmungsfähigkeit erhöht, und das gerade, weil in der Literatur Tatsachen und Geschehnisse beschrieben werden, von denen man keine Ahnung gehabt hat. Und je schärfer die Sinne eines Menschen sind, desto schärfer wird sein moralisches Empfinden, sagte er. Ein belesener Mensch wird ihm zufolge widerstandsfähiger gegen jede verführerische Demagogie. Tyrannen sind schlechte Stilisten, und dem kann man zustimmen, wenn man ein wenig in Hitlers *Mein Kampf* gelesen hat. Brodsky ist überzeugt, dass »die Ästhetik die Mutter der Ethik ist«. Für ihn sind es nicht nur schöne Worte, für ihn ist es eine selbst erlebte Wirklichkeit.

Lech pflegt zu sagen, dass die Literatur Kraft gibt. Die Menschen in der Sowjetunion und in Polen schöpften Kraft aus Gedichten. Man verbreitete heimlich die verbotenen Gedichte von Joseph Brodsky und Czesław Miłosz und lernte sie auswendig.

Der griechische Philosoph Platon hätte Lech und Brodsky niemals zugestimmt. Platon wollte einen idealen Staat schaffen, in dem die Mitbürger so erzogen werden sollten, dass sie das Gute und Wahre verwirklichen können. Nach Platon war die Kunst kein geeignetes Instrument, das Gute weiterzuentwickeln. Nein, die Kunst könnte sogar gefährlich für seine Gesellschaft werden. Und das versteht man sofort, wenn man bestimmte Texte liest, wie den folgenden Auszug aus Joseph Brodskys *Römische Elegien*:

Ziegelüberdachte Hügel, glühend
unterm Mittagslicht. Wolken, wie Engel, als flüchtige
Schatten.
Glücklich das Pflaster, denn ständig liegt's den
Verführerinnen zu Füßen – welch eine Aussicht!
Ich hatte
in der ewigen Stadt ein Versteck vor der Sonne (…)

Es versteht sich von selbst, dass ein Mann, der darüber nachdenkt, was die Straßensteine unter dem Rock einer Freundin sehen, nicht in einen hochtrabenden Idealstaat passt. Dagegen passt er bestens in die Wirklichkeit, in der Menschen sich auch über Unterhöschen Gedanken machen. Und über das, was sich darunter befindet.

Das ist es, was die Kunst macht: Sie schildert alle Seiten der Wirklichkeit. Liebreizende Frauen, wie die im Hohelied, die eine Liebe so stark wie den Tod fühlt und Lippen hat, die vor Süße triefen. Aber auch solche wie Sleipner Brinks Ehefrau in Göran Tunströms Roman *Solveigs Vermächtnis*, die nicht viel übrig hat für die Vorderseite ihres Mannes, aber die seinen Hintern und die schmutzigen Fußsohlen noch schlimmer findet. Oder Freundinnen wie die mit der amputierten Brust in Herta Müllers *Der König verneigt sich und tötet*, die nicht um der Freundschaft willen vorbeikommt, sondern im Auftrag der Sicherheitspolizei, wobei die Wunde einer amputierten Freundschaft viel größer wird als die Narbe einer amputierten Brust. Oder unauffällige Männer wie der Pfleger in Imre Kertész *Roman eines*

Schicksallosen, der plötzlich einem ausgehungerten Jungen in Auschwitz eine Fleischkonserve und ein Stück Brot zusteckt. »Denn sogar dort, bei den Schornsteinen, gab es in der Pause zwischen den Qualen etwas, das dem Glück ähnlich war.«

Wie auch in einem der schönsten und grausamsten Texte der Literatur, in der Bibel: dass ein Mensch, der mausetot ist, wieder warm und lebendig wird. Unabhängig davon, ob man daran glaubt oder nicht, muss man anerkennen, dass Johannes, der davon in seinem Evangelium erzählt, ein unglaublich geschickter Schriftsteller war. Denn was passiert, als Jesus wiederauferstanden ist? Nicht das, was man erwartet – und so ist es in der Kunst. Er hält keine feierliche Rede über die Ewigkeit. Nein, er sieht, dass seine Apostel hungrig sind. Das wird man auch, wenn ein Wunder geschieht. Und er brät leckere, frisch gefangene Fische für sie. Man kann fast riechen, wie herrlich sie duften, knusprig gebratene Bibelbarsche am Ende des Johannesevangeliums. Das ist große Kunst. Oder Wirklichkeit.

Das ist es, was die Kunst zeigt: dass die Wirklichkeit viel unvorhersehbarer ist, als Ideologen und Richtlinienapostel glauben. Die Wirklichkeit ist komplex und widerspruchsvoll – und grausam, manchmal sogar furchtbar grausam, und manchmal schöner als in den schönsten Träumen. Großvater sagte, dass man Seh-Augen bekommt und Hör-Ohren, wenn man begeistert liest.

Und es ist gar nicht so dumm, sein eigenes Leben auf künstlerische Art und Weise zu betrachten, sagte er:

Besteht unser Leben nicht aus lauter Geschichten? Und in Geschichten geht manchmal etwas schief. Da muss man schauen, dass man es mit Haltung trägt, sonst gibt man eine schlechte Figur ab.

Der Schriftsteller Lars Gyllensten schrieb einmal: »Schreiben und Lesen hat mit Freiheit zu tun – mit Befreiung –, damit, dass man Wege für andere Möglichkeiten als die gegebenen und naheliegenden eröffnet … Im Gedicht, in jeder echten Kunst gibt es etwas Aufsässiges.«

Finanzminister Wolfgang Schäuble erzählte vor ein paar Jahren, dass er beim Lesen eines Textes von einem iranischen Schriftsteller auf einmal zu der Einsicht kam, dass es schön sei, dass Menschen noch immer etwas heilig sei. Nicht, dass sie mit Gewalt oder Drohung auf eine Karikatur Mohammeds reagieren. Sondern dass Menschen still und beharrlich das verteidigen und ehren, was sie als heilig erleben. Die Kunst kann uns nachdenklich stimmen, sie kann ein Loch in unser festes Weltbild reißen.

Und das hilft uns, uns in andere Welten hineinzuversetzen, in andere Lebensräume, wie Schwalben, so leicht. Der italienische Kommunist Gramsci war überzeugt davon, dass er im Gefängnis nicht seinen Verstand verlor, weil er ganze Passagen aus der *Göttlichen Komödie* auswendig konnte. Er konnte sich mitten in seiner Gefängniszelle einen anderen, viel größeren Lebensraum schaffen. Und das gilt für uns alle. Wir können in der S-Bahn auf dem Weg zur Arbeit sitzen und gleichzeitig im Dänemark des 18. Jahrhunderts in P. O. Enquists Roman *Der Besuch des Leib-*

arztes weilen. Und eingehüllt in einen dicken Mantel kann man eine junge, nackte, dänische Königin sein, die vom deutschen Leibarzt des Königs umarmt wird, gerade jetzt, zwischen allen halbschlafenden Pendlern. Das ist nicht so dumm, wenn man auf dem Weg zu einem harten Arbeitstag ist. Aber wenn es am Ende des Romans schiefgeht mit der Königin und ihrem Leibarzt, ist es natürlich schön, wieder ein normaler, kleiner Angestellter im 21. Jahrhundert zu sein.

Wenn man einmal richtig geschmeidig durch das Lesen geworden ist, kann man auch im Gespräch geschmeidig sein. Es fällt einem leichter, sich in die Gedanken und Gefühle eines Menschen hineinzuversetzen, selbst wenn sie verworren und widersprüchlich sind. Man versteht, dass nichts und niemand auf der Welt gewöhnlich und normal ist. Alles wird mit einem Mal bemerkenswert. Man lebt – um ein schönes, altes Wort zu gebrauchen – im Sich-Verwundern, oder, wie Joseph Conrad sagte, in einem Gefühl von »wonder and delight«. »Neben der Liebe ist die Kunst die beste Lebenshilfe«, sagte Lech einmal.

Der Schriftsteller Claudio Magris schrieb, dass die Kunst wie Sancho Pansa sei, der Begleiter des verrückten Ritters Don Quijote. Sancho Pansa weiß, dass das, was Don Quijote auf seinem Kopf trägt, kein goldener Helm ist, sondern die Seifenschale des Barbiers, aber er sieht auch, wie die Seifenschale glänzt und wie der Glanz sich ausbreitet, auch über die rostigen Töpfe. Und Sancho Pansa weiß, dass Don Quijotes schöne Dulcinea nur eine einfache Magd ist,

Aldonza, die nach Kuhstall riecht. Aber er sieht auch die Liebe, die in Don Quijotes Augen schimmert, wenn er Aldonza ansieht. Und Sancho Pansa versteht, dass die Welt, unsere verheerte, verwüstete Welt, manchmal genauso verzaubert sein kann wie der Garten von Eden. Wenn wir nur alle Sancho Pansas Augen hätten.

Die allermerkwürdigste Geschichte

Im Sommer saßen wir oft auf Großvaters Terrasse und lauschten. Großvater las gern vor. Es geschieht etwas in einem, sagte er, wenn man die Worte hört, besonders in der Dämmerung. Etwas öffnet sich. Er las ganze Romane vor, Abend für Abend. Und manchmal Gedichte. Einige liebte er besonders, darunter ein paar aus dem *West-östlichen Diwan* von Goethe. Die Gedichte zeigen, sagte er, dass die Liebe einen Menschen in etwas Großes verwandeln kann. Und dann erzählte er die Geschichte von Anna Katharina Theresia Pirngruber.

Sie kam am 20. November 1784 in Linz zur Welt, ein kleines, armes Mädchen, die Tochter einer unverheirateten Schauspielerin, die einem Instrumentenbauer nicht hatte widerstehen können. Der Theaterdirektor Joseph Jung konnte seinerseits der Schauspielerin nicht widerstehen. Er heiratete sie, als ihr Mädchen vier Jahre alt war. Und er nahm sie als sein Kind an und gab ihr einen neuen Namen: Marianne Jung. Sie war ein hübsches kleines Mädchen, mit dunklen Ringellocken und einem engelsgleichen Lächeln. Und mit einem leichten, kleinen Körper, der so herumwirbeln konnte, dass die Menschen entzückt waren. So stand auch sie bald auf der Bühne.

Doch als Marianne Jung zwölf Jahre alt war, starb Joseph Jung. Er hinterließ Frau und Kind ohne Mittel. Mariannes Mutter war fast 40 Jahre alt, keine mehr, die auf eine Anstellung am Theater hoffen konnte. Und Marianne war noch zu jung. Überall bekamen sie Absagen, wohin sie auch gingen, bis sie in Frankfurt vorspielten. Als der Theaterdirektor Marianne herumwirbeln sah, wusste er: Dieses Mädchen musste er für seine Bühne haben. Ihr war der Erfolg sicher.

Marianne eroberte das Publikum im Sturm, besonders Frankfurts Männerwelt. Ein so himmlisch schönes Mädchen! Sie jubelten, wenn sie aus einem großen Ei herausgetanzt kam, wie der wunderbarste Harlekin, den man jemals gesehen hatte. Einer, der mit am lautesten jubelte, war Johann Jakob Willemer, der Königlich Preußische Hofbankier. Er begriff mit einem Mal, was Liebreiz war. Wenn Marianne dort mit glühenden Wangen stand, atemlos vom Tanzen, mit ihren wunderbar kleinen Brüsten. Da stieg eine Zärtlichkeit in ihm auf. Er beschloss, sich um sie zu kümmern und für sie zu sorgen.

Und er kam mit einem Vorschlag, der ihre Mutter wenig begeisterte. Ein 40-jähriger Witwer mit fünf Kindern aus zwei Ehen, der eine süße 16-Jährige adoptieren wollte! Der davon sprach, er sei von väterlichen Gefühlen ergriffen.

Solche Gefühle kannte man ja nur zu gut. Doch als von Willemer der Mutter 200 Goldflorinen bot sowie eine jährliche Leibrente und Sicherheit für den Rest ihres Lebens, gab sie nach. Marianne zog in das Haus des Bankiers und seiner Kinder. Und damit war auch sofort mit Bühnenauftritten Schluss.

Von Willemer stellte die besten Lehrer an, und das Mädchen lernte, dass er in Erstaunen versetzt wurde. Wie sie Klavier und Gitarre spielen konnte! Und wie sie Französisch und Italienisch sprach, wie eine Einheimische! Sogar fließend Latein! Und wie sie sang: Er hätte am liebsten ihre kleinen Füße geküsst, so hingerissen war er. Und es kam, wie es kommen musste, wenn ein Mensch von einem anderen so in Erstaunen versetzt wird. Es dauerte an und für sich zwei Jahre, aber dann konnte von Willemer sich nicht länger zurückhalten. Er nahm Marianne in seine Arme, nicht als ein Vater, sondern als ein Mann.

Sie waren nun ein Paar, der Bankier und das Harlekinmädchen. Sie hatten ein herrliches Leben. Tagsüber scheffelte von Willemer Geld, und nachts umarmte er Marianne. Aber dann kam der Sommer 1814, als einer der alten Bekannten von von Willemer auftauchte: der Dichterfürst *par excellence*, Geheimrat Johann Wolfgang von Goethe, von Willemers großes Idol.

Doch es war ein veränderter Goethe, der kam. Goethe war 65 Jahre alt geworden, und ihm war klar geworden, dass das Leben endlich ist, und zwar nicht nur das der anderen, sondern auch sein eigenes. Auf einmal zog es ihn nicht mehr zu den antiken Marmorstatuen, die er so geliebt hatte. Sie waren so endgültig. Nein, er brauchte etwas anderes, etwas, das sich in der persischen Kultur fand: eine fließende Sinnlichkeit, wo die Zärtlichkeiten flüchtig sind, aber niemals aufhören. Und er las Hafis, den persischen Poeten, der sagte, es sei eine Todsünde, traurig zu sein. Man solle sich an allem ergötzen, mit allen seinen Kräften. Und die größte Wonne sei, nicht nur für einen Poeten, in den Armen einer schönen Frau zu liegen.

Marianne war 30 Jahre alt geworden, eine Frau, die in der Blüte ihrer Jahre stand, angebetet von ihrem Bankier. Und doch erschien in ihren Augen manchmal ein Blick, als wünsche sie sich weit weg. Goethe, der zu Besuch kam, folgte dem Blick. Es gibt eine Sehnsucht, sagte er, auch er würde sie kennen. Und er sei ihr gefolgt, sogar bis nach Persien. Bis zu einem Turm, wo eine verschleierte Frau mit ihren kleinen Händen die rotierende Welt anhielt. Und derjenige, der sie sah, sagte Marianne, spürte die Neigung der Erde, ganz deutlich. Goethe war ergriffen: dass jemand seine Sprache sprach! Und diese glänzenden Augen, diese schimmernde Haut!

Er besuchte die von Willemers nun oft. Er und Marianne führten immer intensivere Gespräche. Und von Willemer sah, wie seine Liebste strahlte. Plötzlich, nach all diesen Jahren, war es ihm, als sollten sie heiraten, sofort, als stünde die Sintflut bevor. Goethe schrieb in sein Tagebuch zwei Wochen nach der Hochzeit: »Abend zu Frau Geheimeräthinn Willemer: denn dieser unser würdiger Freund ist nunmehr in forma verheirathet. Sie ist so freundlich und gut wie vormals. Er war nicht zu Hause.« Eine Woche später – es war Herbst geworden – kehrte Goethe nach Weimar zu seiner Frau zurück.

Goethe und Marianne schrieben sich Briefe. Es war ein ständiges Schreiben, ein Gespräch, das alle Entfernungen überwand, über alles, Geschehnisse, Gedanken und ihre Sehnsucht. Im Sommer darauf kam Goethe zurück, erfüllt von der Stimmung, die ihre Briefe geschaffen hatten und die sich in den Gedichten wiederfanden, die er zu schreiben begonnen hatte, über das Flüchtige und das Fließende, das dem Leben selbst glich. Wie das Gedicht über das Atemholen:

> Im Athemholen sind zweyerley Gnaden:
> Die Luft einziehn, sich ihrer entladen.
> Jenes bedrängt, dieses erfrischt;
> So wunderbar ist das Leben gemischt.

Und Großvater verstummte eine Weile, während das Gedicht davongetragen wurde vom Wind, der die Zweige der Bäume bewegte, nur ein kleines Zittern, wie nach einem Atemhauch. Und er erzählte von den seltsamen Tagen im Jahr 1815 in der Gerbermühle, von Willemers Gut am Main vor den Toren Frankfurts, wo Goethe am Vormittag seine Gedichte schrieb und am Nachmittag mit Marianne und ihrem Bankier durch die schöne Flusslandschaft schlenderte. Und dann am Abend …

Großvater schwieg wieder. Da war etwas, das raschelte. Vielleicht ein Tier, das durch die Büsche schlich …

Am Abend, sagte Großvater, las Goethe seine neuen Gedichte vor und Marianne sang. Es war, als singe sie seine Worte. Und das Größte, was zwischen zwei Menschen geschehen kann, geschah: Goethe und Marianne wurden von der Liebe zueinander erfasst.

Was ist die Liebe?, fragte Großvater, der darauf beharrte, Romantiker zu sein, mitten in der Kolchose. Ist es nicht so, dass man sich da ganz füreinander öffnet? Und es gibt Menschen, die ein besonderes Talent dafür haben. Die, wenn sie lieben, das kleinste Beben des anderen wahrnehmen, so wie Marianne.

Wenn sie mit Goethe sprach, war sie wie ein Instrument, das mit einem anderen zusammenspielte. Sie folgte und sie führte, sie umarmte und wurde umarmt. Und das Merkwürdigste geschah: Sie antwortete auf seine Gedichte mit eigenen Gedichten, mit derselben Stimme, fast noch schöner. Als ob sie das Schönste, das Beste in ihm wurde. Seine innerste Sehnsucht, sein Traum, seine Suleika, die ihr Herz für ihn öffnete, ihre Arme, ihren Schoß. Und als Goethe schrieb:

Nicht Gelegenheit macht Diebe,
Sie ist selbst der größte Dieb,
Denn sie stahl den Rest der Liebe
Die mir noch im Herzen blieb.

antwortete sie jubelnd:

Hochbeglückt in deiner Liebe
Schelt ich nicht Gelegenheit,
Ward sie auch an dir zum Diebe,
Wie mich solch ein Raub erfreut!

Und Großvater lächelte verträumt, während Großmutter vom Kolchosetreffen die Allee heruntergestiefelt kam. Vielleicht ging Goethe so, sagte Großvater, als er sich am 18. September 1815 nach Heidelberg begab. Man kann stiefeln, um zu verbergen, dass einem das Herz wehtut. Aber Marianne lief schnell, dessen war er sich sicher, als sie fünf Tage später nach Heidelberg kam, begleitet von ihrem Bankier. Und sie schenkte Goethe ein Gedicht, das so begann:

Was bedeutet die Bewegung?
Bringt der Ost mir frohe Kunde?
Seiner Schwingen frische Regung
Kühlt des Herzens tiefe Wunde.

Vielleicht ahnte sie schon, was geschehen würde. Goethe und sie sahen sich jeden Tag, neun wundersam wunderbare Tage. Dann reiste er ab. Sie sahen sich nie wieder, sie schrieben nur noch Briefe aneinander. Das Gespräch dauerte an, aber sie umarmten einander nicht länger. Und Marianne, die Liebesgedichte geschrieben hatte, die zu den größten der Weltliteratur gezählt werden, schrieb kein einziges Gedicht mehr. Ihre Gedichte wurden in Goethes *West-Östlicher Diwan* unter seinem Namen veröffentlicht. Als hätte es sie nie gegeben, nicht als geliebte Frau, nicht als Dichterin.

Großvater sah zu den Bäumen. Man sah sie kaum, als wären sie von der Dunkelheit verschluckt worden. Nur die obersten Zweige konnte man erkennen. Sie zeichneten sich deutlich gegen den Himmel ab, gegen das letzte glimmende Licht. Es scheint etwas zu geschehen, sagte Großvater, wenn der Tod sich nähert. Wenn man das Große erlebt hat, muss man davon erzählen. Als könne man es bewahren, wenn jemand es bezeugen kann, zumindest die Erinnerung daran.

Goethe war schon seit 28 Jahren tot, eine ganze Ewigkeit, als Marianne sich ihrem Ende nahte. Sie hatte keine Kinder, nur ihr großes Geheimnis.

Und sie gab es weiter an den Philosophen Hermann Grimm, einen guten Freund. Grimm suchte und suchte in Tausenden von Briefen in Goethes Nachlass, bis er schließlich die Stellen fand, neun Jahre nach ihrem Tod, wo Goethe gestand, dass es Marianne gewesen sei, die die wunderbarsten Gedichte im Diwan geschrieben habe. Damals, während der glückseligen Tage in der Gerbermühle. Man kann sich fragen, sagte Großvater, was geschehen wäre, wenn Goethe sie weiter umarmt hätte?

Und das vorerst letzte Wort …

Die Espenlaubwelt gibt es. Ihr können wir nicht entkommen. Aber wir können Raum schaffen füreinander, Liebesräume, in denen man wächst und blüht, so viel man kann. Und wenn man in höchster Blüte steht, kann es manchmal ein großes Gedicht geben. Oder ein kleines Buch.

Vielleicht könnte dies das letzte Wort sein, dachte ich. Ich schaltete den Computer aus und ging in unser Schlafzimmer. Lech hatte sich schon nackt ausgezogen. Er stand am Fenster und sah hinaus in das Dunkel. Hinter den Bäumen floss unser Fluss. Das Wasser war schwarz, mit Flecken von schwachem Licht. Vielleicht gab es irgendwo einen Mond. Ich sah ihn nicht. Man braucht nicht alles zu sehen. Nicht, wenn jemand seinen Arm um einen legt und einem in den Mund atmet. Und alles bekommt einen starken Geschmack von Wirklichkeit. Alles.

Quellenverzeichnis der Zitate

S. 7: »Glaubst du das wirklich …«
Coetzee, J. M.: *Sommer des Lebens.*
Aus dem Englischen von Reinhild Böhnke.
© S. Fischer Verlag GmbH, Frankfurt am Main 2010, S. 73

S. 16: »Wir hatten gehört …«
Aspenström, Werner: *Tidigt en morgon sent på jorden.* Albert Bonniers förlag, Stockholm 1980

S. 25: »Wenn jemand auch …«
Brodsky, Joseph: »Die große Elegie an John Donne«. Übersetzt von Karl Dedecius. In: *Akzente*, 12/1965, S. 400

S. 32: »Man sollte ein Gewinde …«
Mattsson, Guss: zit. n.: Mazzarella, Merete: «En god bok receptet för medicinare«, in: *Svenska Dagbladet*, 18.9.2004

S. 33: »Was ist herrlicher …«
Goethe, Johann Wolfgang von: *Das Märchen.* In: *Werke, Berliner Ausgabe* 1960-1990, Bd. 12, S. 378

S. 34: »… wo das Vergangene …«
Johnson, Eyvind: *Livsdagen lång*. Bokförlaget Atlantis AB, Stockholm 1990

S. 36 f.: »Wir müssen uns auch wirklich …«
Montaigne, Michel de: *Essais*. Übersetzt von Arthur Franz. Sammlung Dieterich im Aufbau Verlag, Berlin 1953

S. 37: »Der Schriftsteller ist nur seiner Kunst gegenüber …«
Faulkner, William: Interview in *The Paris Review* 1956, dt. Übersetzung: *Der Spiegel*, 13.6.1956

S. 40 f.: »Wo bist du gewesen …«
Tunström, Göran: *Under tiden*. Albert Bonniers förlag, Stockholm 1993

S. 42: »schelmisch, melancholisch, provinziell …«
Müller, Herta: »Durch Sprache zur Wahrheit«. Interview mit der *Rheinischen Post* vom 24.9.2009
http://www.rp-online.de/kultur/kunst/durch-sprache-zur-wahrheit-1.2014359

S. 49: »Ich bin Schriftstellerin …«
Coetzee, J. M.: *Elizabeth Costello: Acht Lehrstücke*. © J. M. Coetzee 2003. Aus dem Englischen von Reinhild Böhnke. © S. Fischer Verlag GmbH, Frankfurt am Main 2004, S. 249 ff.

S. 51: »Auf einem Espenblatt …«
Johnson, Eyvind: *Eine große Zeit.* Aus dem Schwedischen von Christine von Kohl. Hinstorff, Rostock 1966

S. 52: »In der Fähigkeit …«
Magris, Claudio: zit. n.: http://medmetta.blogg.se/2011/august/om-godhet.html

S. 56 f.: »DAS ähnelt den Gedanken …«
Miłosz, Czesław: *DAS*. Aus dem Polnischen von Doreen Daume. Hanser Verlag, München 2004, S. 7 f.

S. 57: »… eine Solidarität, die …«
Conrad, Joseph: *Der Bimbo von der »Narcissus«*. Aus dem Englischen von Wolfgang Krege. Haffmans Verlag, Zürich 1994, Vorbemerkung des Autors, S. 8

S. 61: »Proust war da …«
Nicolson, Harald: *Peacemaking, 1919*. Faber and Faber, London 2011

S. 62: »Diejenigen, die uns Wesentliches …«
Ekman, Kerstin: *Der Wald. Eine literarische Wanderung*. Aus dem Schwedischen von Hedwig M. Binder. © Piper, München 2008, S. 497

S. 68: »Das Gehirn (des Menschen) …«
Mirbeau, Octave: *La 628-E8*. Éditions du Boucher, Société Octave Mirbeau, Angers 2003, S. 55 (dt.: *628-E8*. Weidle, Bonn 2012)

S. 69: »Ich misstraue den Nordic Walkern …«
Ekman, Kerstin: *Der Wald. Eine literarische Wanderung.* Aus dem Schwedischen von Hedwig M. Binder. © Piper, München 2008, S. 497

S. 71: »Es gibt viele Beweise …«
Åsberg, Marie: »Mindfullness-meditation – nygammal metod fär att lindra stress«, in: *Läkartidningen*, 18.10.2006

S. 72: »Das Gespräch müssen die Pädagogen …«
Hentig, Hartmut von: *Bildung – Ein Essay*. Hanser Verlag, München 1996, S. 114

S. 80/82: »Aber diese Männer standen mir …«, »Und das muss starke Auswirkungen …«
Gallese, Vittorio: »Die Entdeckung des Mitgefühls«, in: *Die ZEIT*, 6.1.2009

S. 87: »Auch in Schwierigkeiten …«
Szymborska, Wisława: Rede anlässlich der Nobelpreisverleihung 1996. In: Wisława Szymborska: *Die Gedichte*. Übersetzt von Karl Dedecius. Suhrkamp Verlag, Frankfurt am Main 1997, S. 10

S. 91: »Er lebte in der Welt …«
Martinson, Harry: *Svärmare och harkrank.* Bonnier, Stockholm 1937, S. 75

S. 97: »Erinnern heißt ja auch …«, »Die Sprache versagte sich …«
Lenz, Siegfried: *Über den Schmerz. Essays.* Hoffmann und Campe, Hamburg 1998, S. 14

S. 97 f.: »Die Steine liegen still …«
Tunström, Göran: *Under tiden.* Albert Bonniers förlag, Stockholm 1993

S. 114: »Und stellen Sie sich vor …«
Tunström, Göran: *Under tiden.* Albert Bonniers förlag, Stockholm 1993

S.116: »Ebendarum, weil das Lager …«
Levi, Primo: *Ist das ein Mensch?* Aus dem Italienischen von Heinz Riedt.
Carl Hanser Verlag, München 2011, S. 49f.

S. 143: »Der Mensch muss sich …«
Hentig, Hartmut von: *Bildung – Ein Essay.* Hanser Verlag, München 1996, S. 114

S. 143: »Der Mensch soll um der Güte …«
Mann, Thomas: *Der Zauberberg.* S. Fischer Verlag, Berlin 1924/Frankfurt am Main 1952, S. 679

S. 147: »Neulich sah ich …«
Aspenström, Werner: *Tidigt en morgon sent på jorden.* Albert Bonniers förlag, Stockholm 1980

S. 151/S. 164/S. 171
Engdahl, Horace: *Ärret efter drömmen.* Albert Bonniers förlag, Stockholm 2009

S. 163: »Als könnten wir in ein …«
Hofmannsthal, Hugo von: *Ein Brief*. In: *Sämtliche Werke XXXI. Erfundene Gespräche und Briefe*. Herausgegeben von Ellen Ritter. S. Fischer, Frankfurt am Main 1991, S. 45–55

S. 164 f.: »Er kannte seine Mittel …«
Linde, Ulf: *Efter hand*. Albert Bonniers förlag, Stockholm 1985

S. 167: »Kein Stein und …«
Szymborska, Wisława: Rede anlässlich der Nobelpreisverleihung 1996. In: Wisława Szymborska: *Die Gedichte*. Übersetzt von Karl Dedecius. Suhrkamp Verlag, Frankfurt am Main 1997, S. 10

S. 169: »Um gut denken zu können …«
Elizabeth A. Phelps: »Emotion and cognition: insights from studies of the human amygdala«, in: *Annual Review of Psychology*, 2006; vol. 57: S. 27–53.

S.194: »Zugleich unsinnig, stolz …«
Berlin, Isaiah: *Der Igel und der Fuchs. Essay über Tolstojs Geschichtsverständnis*. Aus dem Englischen von Harry Maor. Suhrkamp Verlag, Frankfurt am Main 2009, S. 100 f.

S. 202 f.: »Ich kann beispielsweise …«
Henriksson, Krister: Interview mit der Stockholms Dramatiska Högskola vom 7.11.2003

http://www.stdh.se/om-stdh/intervjuer/intervjuer-med-personal/krister-henriksson-professor-scenisk-gestaltning

S. 212: »Kluft, die sich auftut ...«
Rosenberg, Göran: *Plikten, profiten och konsten att vara människa*, Albert Bonniers förlag, Stockholm 2003

S. 214: »rigide Welt- und Lebensanschauung ...«
Sundén, Hjalmar: zitiert in: Tunström, Göran: *Under tiden*. Albert Bonniers förlag. 1993, S. 107

S. 217: »Natürlich müßt ihr mit eurer Sehnsucht ...«
Enzensberger, Hans Magnus: »Ende der Konsequenz«, in: *Politische Brosamen*. Suhrkamp, Frankfurt am Main ³1983, S. 25

S. 221 f.: »Viele Menschen hier in Europa ...«
Oz, Amos: *Wie man Fanatiker kuriert*. Tübinger Poetik-Dozentur 2002. Aus dem Englischen von Julia Ziegler. Edition Suhrkamp, Frankfurt am Main 2004, S. 39–41

S. 222: »Der Mensch ist eine halboffene Tür ...«
Tranströmer, Tomas: *Der halbfertige Himmel. Sämtliche Gedichte*. Aus dem Schwedischen von Hans Grössel. Hanser Verlag, München 1997, S. 73

S. 225: »Neigte sich Skylla herab ...«
Homer: *Odyssee*. In der Übertragung von Johann Heinrich Voß, 12. Gesang, Vers

245–250, Deutscher Taschenbuch Verlag, München ^{5}2010, S. 607

S. 226 f.: »Geliebte Anna …«
Kempke, Horst, Sturmbannführer SS: Brief an Anna vom 16. April 1943 (unveröffentlicht)

S. 227: »Der Künstler aber spricht …«
Conrad, Joseph: *Der Bimbo von der »Narcissus«*. Aus dem Englischen von Wolfgang Krege. Haffmans Verlag, Zürich 1994, Vorbemerkung des Autors, S. 8

S. 230: »Ziegelüberdachte Hügel, glühend …«
Brodsky, Joseph: *Römische Elegien und andere Gedichte*. Aus dem Russischen von Felix Philipp Ingold. Carl Hanser, München 1985, S. 85

S. 231: »Denn sogar dort …«
Kertész, Imre: *Roman eines Schicksallosen*. Aus dem Ungarischen von Christina Viragh. Rowohlt, Reinbek ^{24}2010, S. 287

S. 232: »Schreiben und Lesen …«
Gyllensten, Lars: »Att skriva och läsa har med frihet att göra – med befrielse – med att man öppnar vägen till andra möjligheter än det givna och närliggande«, zit. n. Mazzarella, Merete in: *Ny Tid* vom 12.2.2009 http://nytid.huset.fi/arkiv/artikelnt-684-8429.html

S. 237 f.: »Abend zu Frau Geheimeräthinn …«
Goethe, Johann Wolfgang von: Auszug aus Brief an Christiane von Goethe vom 12.10.1814, in: *Weimarer Ausgabe IV*, Bd. 25, S. 58 f.

S. 238: »Im Athemholen sind …«
Goethe, Johann Wolfgang von: »Talismane« (9). In: *West-oestlicher Diwan*, Nachdruck der Erstausgabe von 1819. Deutscher Taschenbuch Verlag, München 2006, S. 15

S. 239: »Nicht Gelegenheit macht Diebe …«
Goethe, Johann Wolfgang von: »Hatem« (124). In: *West-oestlicher Diwan*, Nachdruck der Erstausgabe von 1819. Deutscher Taschenbuch Verlag, München 2006, S. 123

S. 240: »Hochbeglückt in deiner Liebe …«
Goethe, Johann Wolfgang von: »Suleika« (125). In: *West-oestlicher Diwan*, Nachdruck der Erstausgabe von 1819. Deutscher Taschenbuch Verlag, München 2006, S. 124

S. 240: »Was bedeutet die Bewegung …«
Goethe, Johann Wolfgang von: »Suleika« (161). In: *West-oestlicher Diwan*, Nachdruck der Erstausgabe von 1819. Deutscher Taschenbuch Verlag, München 2006, S. 155

Inhalt